「延命効果」「生活の質」で選ぶ。

最新 がん・部位別治療事典

近藤誠がん研究所　所長
医師 近藤誠

講談社

はじめに

本書では、がんの発生部位別に、日本で行われている治療法をざっと紹介し、その後に、僕が適切と考える治療法や対処法を示します。

患者数が多い「がん種」を網羅するよう努め、これまであまり説明してこなかった、抗がん剤で治る可能性があるがん種、つまり血液がん、睾丸腫瘍、小児がんなども取り上げました。

手術や抗がん剤など各治療法の効果や問題点は、多くのがん種で共通するので、まとめて解説しています。

僕が日本に導入した治療法

僕は1973年に医学部を卒業して放射線科医になって以来、肺がん、胃がん、食道がん、頭頸部《とうけいぶ》がん（頭から首の範囲にできるがん）、悪性リンパ腫、子宮がん、前立腺がんなど、あらゆるがん種の放射線治療に従事してきました。

1979年　米国留学で訪れた転機

転機になったのは1979年の米国留学です。夢の治療法として期待されていた「パイ中間子」という「粒子線」による治療実験に、米国医師資格をもっていたため従事でき、患者たちの診察・治療結果から粒子線治療の限界に気づきました（P.122）。

帰国後は、日本のがん治療の全般的な変革を目指し、率先して日本に様々な治療法を導入しました。知らない人が見たら、僕が放射線治療医だとはとても思えなかったでしょう。

1980年　緩和ケアで生活の質（QOL）維持のため「モルヒネ」を導入

1980年に緩和ケアのため、それまでタブーだった「モルヒネ」を使いだしました。他方で、全国的に絶対タブーだった「患者へのがん告知」を日本で最初に実施し、80年代後半には、これも日本で最初に、例外なく全員に告知するようにしました。

1981年　悪性リンパ腫に「CHOP《チョップ》療法」を導入

そして血液がんの一種である「悪性リンパ腫」の抗がん剤治療。現在の「標準治療」である「CHOP《チョップ》療法」を1981年に、正式なかたちで日本に初導入しました。小児がんや睾丸腫瘍など、抗がん剤で治るがん種も治療してきました。

●1983年 乳がんに「乳房温存療法」を導入

きわめつきは乳がんに対する「乳房温存療法」でしょう。1983年に実姉に施行したのが、全国に広める目的をもって日本で実施された第一号だと思います。温存療法は今では「標準治療」になっています（P.308）。

抗がん剤で得た結論

僕は1985年頃から、乳がんに対し日本で一番強力な抗がん剤治療を実施していました。国立がんセンターなどとは異なり、がんを告知していたため、患者さんたちの納得と協力が得られたからです。

しかし後年、乳がんにおける抗がん剤治療を否定する結論にいたります（P.75）。

治療は〝延命効果〟で選ぶ

読者には別の疑問もありうるでしょう。近藤は「がん放置療法」を唱えている。事典の内容も「なんでもほっとけ」になるのではないか、と。

しかしこれは大誤解。本文を読んでいただければ分かることですが、僕はいろいろながん種において、種々の治療法を提案しています。がん放置療法は、放っておいたほうがいいケースには放置を、治療すべきケースには治療を勧める、きめの細かい対処法なのです。

もっとも放置療法では、いわゆる「標準治療」にくらべ、手術や抗がん剤を勧める場面が少ないとは言えます。でもそれは、ある意味、必然です。

というのも今日の標準治療では、手術や抗がん剤治療を実施すること自体が目的化しているように感じられるからです。医師たちはまるで、たとえ患者が命を縮めても、治療ができたら大成功と思っているかのようです。

これに対し放置療法は、どうしたら患者さんが「いちばんラクに安全に長生きできるか」を目的としています。そのため、手術を勧めることもあるし、別の治療法を提案することもある。要するに「是々非々」治療です。そして、このケースはがんを治療しないのが一番ラクに安全に長生きできると判断したら、がんの放置を提案するわけです。

「がん治療事典」への想い

本書は僕の多彩な治療経験を基礎として、病院を退職した今も欠かさず収集している最新の医療情報にもとづいて著述しています。

退職直前に「がんのセカンドオピニオン外来」を開いて7年間で1万人近くの相談にのってきた僕は、がんの全領域にわたる、絶え間のない研鑽《けんさん》が義務づけられている、と責任を感じています。

そういう個人的な背景や蓄積があるので、がんの治療事典を書いてほしいという編集者の申し出を快諾したわけです。

近藤誠

Contents

●著者撮影／伊藤泰寛（講談社写真部）　●デザイン／田中小百合（osuzudesign）

序章

「標準治療」にとらわれず、延命効果のある治療を選ぶために

～医療現場で指針となる「診療ガイドライン」の実態を知る～

延命効果のある治療を選ぶために

治療方針を決めるのは、患者さんの権利

がんになったとき、患者さんやご家族が選択したいのは「延命効果があり」、「生活の質（QOL）」を落とさず生きられる道です。医師が勧める標準治療が本当に有効なのか、事実を知った上で判断なさってください。

患者さんと共にたどりついた「放置療法」

なぜ、がん治療の専門家である僕が、放置療法を唱えるようになったのか。

1980年代、僕は日本での乳房温存療法の普及が遅れているのに業を煮やし、論文を月刊「文藝春秋」に寄稿しました。タイトルは「乳ガンは切らずに治る　治癒率は同じなのに、勝手に乳房を切り取るのは、外科医の犯罪行為ではないか」でした（1988年6月号）。

論文の中で「慶應大学病院の外科」の名を挙げて批判したこともあり、僕は院内で村八分状態に。ただ、それは覚悟のうえなので、問題なし！

この論文を読まれた、乳房温存療法を希望する女性が僕の外来に殺到し、日本の乳がん患者の1％をも診るようになりました。当時、乳がんと言えば、乳房を全部切り取るのが世間の常識だった時代に、僕の話を聞いて、乳房を温存する療法を選んだ患者さんたち。その勇気あるパイオニア的行動によって、今「乳房温存療法」が乳がんの標準治療になりました。

また、がんは治療しないほうが長生きできる、という僕の話に納得し、がん放置を決意した、胃がん、肺がん、乳がん、前立腺がん、子宮がんなどさまざまな種類のがん患者さんたち。みなさんのおかげで「がん放置療法」を確立することができました。

2012年「乳房温存療法のパイオニアとして、抗がん剤の毒性、拡大手術の危険性など、がん治療における先駆的な意見を、一般人にもわかりやすく発表し、啓蒙を続けてきた功績」により、第60回菊池寛賞を贈られました。この賞は、僕ひとりの功績ではなく、患者さんたちにも与えられたものだと思います。

「固形がん」、「血液がん」、分野によって異なる医師の態度

日本のがん治療の重大な欠陥。それは、固形がん（かたまりを作るがん）治療分野の医師たちは多くが、患者さんに接する態度が極めて悪いのです。もちろん各病院には人格のすぐれた医師もいます。が、それは医師なのだから当然のことです。

ここ1～2年の間に、僕のセカンドオピニオン外来で聞きとった、いくつかの実例を挙げましょう。

固形がん治療分野医師の発言

聖路加国際病院：乳がんの患者さんが、乳房の全摘手術に拒否感を示すと、担当の女性外科医は、**「ザックリ切れば、さっぱりするわよ」**と。

Dr.近藤解説：女性の医師は、女性患者の気持ちがわかってくれると思ったら大間違い。逆に同性であるぶん遠慮がなくなり、言動は辛辣になりがちです。

慶應大学病院：腎臓と膀胱をつなぐ管に生じた「尿管がん」の手術を断ったら、そのあと別の内科医から、**「あんたいつ死ぬの？ どこで死ぬの？」**と。

Dr.近藤解説：この方のがんは、**放置してもすぐ死ぬような状態ではなかった。**しかし手術をうけたら、ひそんでいる転移がんが暴れだして数年以内に亡くなる可能性が50％程度はありました。一般的に、**がんは手術しなければ、暴れだしにくい**のです。

東京大学病院：卵巣がんと子宮がんが発覚した患者さんに、女性の手術医は、**「がんが進行して手術ができないから、死ぬしかない。死に場所を考えろ」**と。

Dr.近藤解説：がんは切除不能でしたが、本人はとても元気。がんを放置しても、抗がん剤治療を受けなければ、数年以内に亡くなる可能性はゼロでしょう。

きりがないので、このぐらいにしますが、同様のエピソードは数限りなく耳にします。

これらの「人非人《にんぴにん》」発言をするのは決まって胃がん、肺がん、乳がんなどの、がん全体の9割を占める「固形がん」（かたまりを作るがん）の治療にたずさわる医師たちです。

なぜ、白血病や悪性リンパ腫など「血液がん」の医師は暴言をはかないのか。それは、血液がんは抗がん剤で治る可能性があるのに対し、固形がんは抗がん剤では治らないから。

つまり血液がんの分野では、患者たちは「治る可能性がある」からと、医師の提案に従う人がほとんどです。それで医師たちの振舞いは鷹揚《おうよう》なものになります。

これに対し固形がんの分野では、「抗がん剤では治らない」、「副作用がきつくて死ぬこともある」という情報が一般に共有されてきている。おまけに手術も、「放置した方がマシではないか」と言われるような状況なので、医師たちは普段から内心、穏やかでない。それで患者から治療に対する拒絶感を示されると、我を忘れて激高してしまうのではないか。

なお血液がんの分野でも、多発性骨髄腫のように治らないがん種では（P.212）、医師たちの治療方針が不合理になっていて、治る可能性があるがん種でも、高齢者に無理な治療を勧める傾向が強くなっています（P.166）。

「標準治療」の実態

●医療現場で指針となる「診療ガイドライン」

患者たちが不満に思い、担当医とトラブルが生じるのは、「標準治療」に原因があります。

標準治療とは、その時点でもっとも盛んに実施されている治療法のことです。がんが発生した部位や、転移のあるなし等によって内容は異なり、胃がん、肺がんなど、がんの部位別に「診療ガイドライン」が刊行されています。

僕のセカンドオピニオン外来へこられた人たちは口々に、「標準治療の内容がひどい」、「イヤだと言っているのに……」などと語ります。

それも道理です。標準治療にはさまざまな問題点や欠陥があるからです。たとえば、

・臓器の全部または一部が摘出されてしまい、後遺症がすさまじい
・抗がん剤は、正式に「毒薬」指定をうけた猛毒で、副作用で死ぬこともある

などです。ただ、患者さんが十分な情報を得たうえで同意するなら、手術や抗がん剤治療

も許されるでしょう。

●内容の信頼性

現行のガイドラインでいちばん問題なのは、その内容の信頼性です。

ガイドラインは、研究結果にもとづき、各がん分野の「上級医」たちが公明正大に作成する、というのが建前です。

ところが日本では、「比較試験」で否定された手術法が、標準治療として遂行され続ける現実があります（P.67以下参照）。抗がん剤や「がん新薬」開発の分野では、ガイドラインを作成する上級医たちと製薬会社との金銭的な結びつきが、絶望的なまでに強固です。信頼を欠く比較試験結果にもかかわらず、政府が新薬を承認するデータとなり、ガイドラインの新薬勧告の根拠となります。ある意味ハチャメチャです。それでも患者さんたちは、ガイドラインにもとづく標準治療をうけたほうがいいのでしょうか。

本書では、どういう治療法や対処法がベストなのか、どうしたらラクに安全に長生きできるかを、読者と一緒に考えていきたいと思います。

1章

がんを理解すると、自分に合った治療が見えてくる

～余命宣告はウソ！　転移能力が無い「がん」もある～

がんとは何か

がんの性質を知ることで、どの治療を選択すべきかが見えてきます。医師の勧める方法が、自身にとって最善策かどうかを見極める基盤となります。

よく知らないまま治療をしない

●後で後悔しないために

長年がん治療にたずさわってきて、つくづく思うのは、患者さんたちはご家族も含め、がんや治療法についてよく知らないまま治療をうけている、このことです。たとえば抗がん剤が公式に「毒薬」に指定されていることを知らないでいる。

その結果、医師に勧められたとおりの治療で後悔する人があとを絶ちません。

それを防ぐには、基礎的なことがらを知っておく必要があります。

〝免疫力を高めてがんに勝つ〟などとよく見聞きする、みなさんが気になる、がんと免疫との関係は、「がん免疫療法」（P.108）の章で検討します。

がんの定義

●転移しない性質の組織もある

がんとは何か？　これは難問中の難問です。そもそもがんの教科書には、定義が載っていないのです。

がんを定義できないのに、どうやって診断するのか？　がんを疑う病変から「組織」を採取し、「病理医」という専門職が顕微鏡で見て「がん」と診断すると、その病変は「がん」とされます。

我々が人の顔つきで悪人かどうかを判断するのと似ています。強面だけど実はいい人がいるのと同じで、病理医が「がん」と診断したなかに、タチの良い病変が含まれています。

そのため、転移しない性質の組織もひとくくりに「がん」とされているのが現状です。転移しないがんは性質上「良性腫瘍」と同じなので、「がん」と呼ぶのは不適当です。胃、乳房、子宮、前立腺などが全摘されてしまうケースの大部分は、こうした「良性腫瘍」なのです。

●正常細胞ががん化する仕組み

1 からだのすべての細胞は、一個の「受精卵」から分かれたもので、約2万個からなる「遺伝子のセット」を持っている。

2 遺伝子は「タンパク質」を合成するための設計図。すべての細胞が数万種類のタンパク質を合成できる。

3 遺伝子が、なんらかの原因で傷つき「変異遺伝子」となる。

4 「変異遺伝子」が設計図となり、元とは違う「新顔タンパク質」を作ることがある。専門的には「ネオアンチゲン（新種の抗原）」と言う。年齢を重ねる過程で、からだの各細胞には「変異遺伝子」が溜まっていく。

5 がん細胞にふさわしい種類と数の「変異遺伝子」がそろうと、その細胞は新顔タンパク質によって「がん細胞」に変わる（がん化）。

6 ただし、がん細胞になりうる「変異遺伝子の組み合わせ」は無数にある。そのため転移能力の有無、成長スピードなどは、人によって異なる。

変異遺伝子がたまる理由

●遺伝

正常細胞に「変異遺伝子」が溜まっていく原因のひとつに遺伝があります。

その場合、胎児のときから、すでに変異している遺伝子を親から受け継ぐため、ふつうの人たちよりも、がん化がひと足はやく生じやすい。

これらは、「遺伝性のがん」とか「家族性のがん」と呼ばれます。全がん中の5％を占め、予防のため乳房を全摘した米国女優のアンジェリーナ・ジョリーがその例です。

●環境や生活の影響

人は、医療による放射線、自然界の放射線、農薬、大気汚染物質、タバコなど、遺伝子変異を起こしやすい「発がん物質」に常にさらされています。これらががん化の原因になっているのは、全がんの29％です。タバコは、個人の意思で排除できる発がん物質の筆頭です。

●遺伝子コピーの複写ミス

一番多いのは、正常細胞が分裂するときに生じる遺伝子の変異です。細胞が2つに分裂するときには、すべての遺伝子がコピーされて、2つの「遺伝子セット」ができ、次世代の細胞に1セットずつ受け渡されます。この遺伝子コピーのときに、複写ミスが生じて「変異遺伝子」が生まれてしまうのです。がん化原因の66%を占めるとされ、最多です（以上は、Science 2017;355:1330）。

どの細胞の、どの遺伝子に複写ミスが生じるかは、偶然が支配します。そのため、一卵性双生児はまったく同じ遺伝子セットをもっているのですが、かりに一生にわたって同じ生活をし、同じものを食べていても、発がんする人と、しない人とに分かれます。「バッド・ラック（不運）説」と呼ばれるゆえんです。

がん病巣の変化

●がんは放置すると増大する？

がんを放っておくと、初発病巣はどんどん増大する、というのが社会通念ですね。実際にはどうでしょうか。いろいろな部位の、治療されずにいるがんを、僕はおそらく世界一たくさん診てきたのですが、放置した初発病巣は、①増大する、②不変、③縮小する、④消失、のいずれかになります。

●「健診」発見がん

自覚症状がないのに職場の健康診断や人間ドックなど（以下、「健診」。がん検診を含む）で見つかったケースは、僕が診てきた限り、どの部位のがんも増大しないのが原則です。

他方で放っておくと、自然に縮小し、消失するケースがあります。たとえば食事がつまるようになって発見された「進行胃がん」のケースでは、なんとか食事がとれるように工夫していたら、がんが消えてしまいました。初発病巣については、健診で発見されたケースは消失することが多いように思います。

転移に関しても、肺がん、乳がんなど、いろいろな「がん種」で転移が自然に消えたケースが、医学雑誌に数多く掲載されてきました。僕も、肺転移が自然に消えたケースを2例、経験しています。そういった報告例や自験例は、『眠っているがんを起こしてはいけない。』（飛鳥新社）にたくさん載せました。

●「自覚症状」発見がん

痛い、苦しいなどの自覚症状がきっかけとなって発見された「進行がん」は、放っておくと増大するケースが多いと言えます。増大する場合、皆さんが想像するより、ゆっくり大きくなるケースがほとんどです。たとえば乳がんは、患者さん自身がシコリを見つけた場合には通常、1年で数ミリ大きくなるかどうか、といったところです。なかには急速に増大するケースもありますが、何年もがんが増大しないケースも結構あります。

がんが消滅する理由

●細胞の自殺「アポトーシス」

オタマジャクシがカエルになる前に尻尾が消える現象を「アポトーシス」と呼び、〝細胞の自殺〟とも言われます。がん病巣が縮小・消失するのも、アポトーシスが起きているためでしょう。

人のすべての正常細胞は、アポトーシスのための「装置」をそなえています。ただ、この装置が働きだすと、細胞がたくさん死んで、からだが崩壊しかねない。そのため、なんらかの仕組みが、アポトーシスが勝手に生じないようにしています。

正常細胞ががん化する際にも、がん細胞にアポトーシス装置が受けつがれます。それが働きだすと、がん病巣が縮小したり、消えたりするわけです。また抗がん剤や放射線は、がん細胞にアポトーシスを起こさせるため、がん病巣が縮小すると考えられています。

自然の状態で、がん細胞にアポトーシスを起こさせる原因は不明です。研究してもわからないのです。そのため、「食事でがんが消える」、「このサプリが…」などの、因果関係を明示したストーリーは、ことごとく迷信ないし商売のための宣伝文句といえます。

興味深いのは、抗がん剤や「分子標的薬」をやめると、がんが消失するケースがあることです（前掲書）。薬剤が何らかの作用により、アポトーシス装置が働きだすのを妨げているのでしょう。なお小児がんのなかに、転移がある場合に消滅するのが原則、というがん種があります（P.199）。

休眠がん細胞

がんを放っておいても増大しないケースは、がん細胞が死んでいるわけではなく、いわば眠っている状態なので、「休眠がん」とか「休眠がん細胞」と呼ばれます。なぜ休眠するのか、理由は不明です。初発病巣でも、転移病巣でも、休眠していることがあります。

●初発病巣の休眠がん

初発病巣は通常、発見されると切除されてしまうので、休眠しているケースがあることは世の中に知られづらい。僕も、がんを治療しないで様子をみるようになってから、休眠ケースや縮小・消失するケースがあることに気づきました。

●転移病巣の休眠がん

転移病巣でも休眠ケースがあることは、手術したあとの経過観察で判明します。つまり手術で初発病巣を切除したあと、血液中にがん細胞が見つかったのに、何年たっても転移病巣が出現しない。でも血液中にはがん細胞が存在し続ける（Clin Cancer Res 2004;10:8152）。

これは、からだのどこかに微小な転移病巣があって、そこから血液中にがん細胞が流入し続けているけれど、転移病巣自体は増大してこないことを意味する、と考えられています。

担当医から「全身検査で転移が見つからなかった」と言われた場合、3つの可能性があります。

〈3つの可能性〉

1 本当にどこにも転移がない。

2 転移しているけれども微小なため発見できない。けれども増大しつつあるので、しばらくすると検査で発見されるようになる。

3 どこかに微小な転移が潜んでいるけれども、休眠しているため、ずっと増大してこない。

この場合、休眠がん細胞が目をさまして増大し始めないようにすることが肝腎です（P.64）。

がんを放っておくと転移する？

●転移能力が無いがん

発見したがんを放っておくと、いまは他臓器への転移がなくても、いつかは転移してしまう、というのが社会通念ですね。しかしこれは、理論的に間違っています。

がんの初発病巣が発見されるのは、どの部位でもがんが直径1cm前後になってからですが、その大きさだと、がん細胞が10億個もつまっている。

10億個までがん細胞が増殖するには、正常細胞のがん化→1個が分裂して2個→2個が4個と、ネズミ算式に倍々に増えても、5～20年ほどもかかります。

5～20年もの間、転移できなかったがん細胞が、今後転移できるものでしょうか。

要するに、がんが発見されるまで転移していないのは、転移能力がないがん細胞だという証拠なのです。もし少しでも転移能力があれば、10億個になるまでには、そして数年の間には、とっくに転移しているはずだからです。

実際、二十世紀からこの方、全世界で数十億の人たちにがんが見つかり、いろいろ研究されてきましたが、がんを放っておいたら転移することを証明したケースは1例もありません。

がんの転移時期

●転移能力があるがんは1ミリ以下で転移する

がんが発見できる大きさになってから転移するのではないとすると、いつ転移するのか。66の乳がんケースで初発病巣と転移病巣の増大スピードを比較して、転移時期を調べた研究があります。それによると、大部分のケースでは、初発病巣が1ミリ以下のときに転移していました（癌の臨床 1981;27:793）。がん細胞は生まれて間もなく転移し始めることは、実験的な研究でも確認されています（Nature 2016;540:552, 同 588）。

そのため世界でもっとも権威がある医学誌は、「乳がん転移のタイミング」という解説記事で、「がん細胞は生まれたとたん転移しはじめる」としました（N Engl J Med 2017;376:2486）。

しかし、「がんは発見したあと放っておいたら転移する」という誤った概念は、がん検診や手術を推進する医師たちにとって生活の基盤です。放置しても転移しないと知れば、がん検診や手術を受ける人が激減するはずだからです。そのため現在も、医師たちは概念の誤りを認めず、「がんは放っておいたら転移する」と言い続けています。

良性腫瘍と変わらない「がん」

●転移しないがん「がんもどき」

これまで述べてきたように、発見されたがん病巣には、「転移しているもの」と、「転移していないもの」があります。発見されるまで転移していなかったがんは、転移能力がない証拠であり、仮に放置しても転移しません。

この〝放置しても転移しないがん〟は、性質上「良性腫瘍」と同じなので、「がん」と呼ぶのは不適当です。僕はこれを「がんもどき」と名づけました。

これに対し、発見されたときに〝すでに転移しているがん〟は、性質が「がん」とするのにふさわしいので、「本物のがん」と呼ぶことにしました。

先に述べたとおり、病理医による診断は、顕微鏡をのぞいたときの「印象判断」になるため（P.25）、「転移しているがん〝本物のがん〟」か、「転移していないがん〝がんもどき〟」かを見分けることはできず、すべてまとめて「がん」と診断されます。

ただし、同じ部位の同じ進行度の患者さんが100人いた場合、これまでの膨大な治療経験から、そのうち何人が（放っておいても死なない）「がんもどき」であるかは推定できます。

●「早期がん」と「進行がん」

がんは「早期がん」と「進行がん」に分かれますが、〝早期〟に対して〝進行〟は用語の対比になっておらず、本来は「晩期がん」とでも呼ぶのが論理的と言えます。

どの部位の固形がんも、「進行度（ステージ）」は1～4までの4段階に分類されており、乳がんや子宮頸がんなどでは「ステージ0」があります。

●早期がん

ステージ1までを指すのが普通ですが、明確な決まりはありません。がん検診などで見つかることが多く、出血などの自覚症状があっても早期がんであることは多々あります。

世の中では、早期がんを放っておくと増大すると信じられていますが、そう決めつけるのは間違いです。前述したように、がんを放置すると、①増大する、②不変、③縮小する、④消失、のいずれかになりますが、検診で発見された自覚症状がない早期がんのケースでは、増大するのは例外的だと言えます。僕が診てきたかぎりでは、大きさが変わらないものがほとんどで、縮小・消失するケースもあります（詳しくは『がん放置療法のすすめ』文春新書）。

そう聞くと、疑問がわくはずです。進行がんは、早期がんサイズの時期を経てその大きさまで育ったはずだが、進行がんはどこから来るのか、という疑問です。

●進行がん

もちろん早期がんの時期を経て、進行がんの段階にまで増大しています。場合を分けて説明しましょう。

「進行がん」はどこから来るのか

〈本物のがんの場合〉

- 早期がんの段階で発見されずにいると、のちに「進行がん」として発見される。
- 同じことですが、言い方をかえると、転移する性質がある早期がんは、そのまま初発病巣が増大することが多く、「進行がん」として発見される。

と答えると、やはり早期がんの段階で発見して手術したほうが、進行がんにまで増大しなくて済み、得なのではないか、という疑問がわいてくるでしょう。

しかし、放っておいたら転移がある進行がんになるようなケースは、早期がん（として発見できる大きさ）になる前に転移している「本物のがん」です（がんは、1ミリ以下のときに転移する。P.35）。

それゆえ、早期の段階で発見・手術しても（転移があるため）治らず、手術（が与える負担）によって刺激されるので、眠っていたがんが暴れだして早死にしやすくなります。

早期がんの段階で、放置したものが「がんもどき」の場合

- 転移していない早期がんは、放っておいても、なかなか増大せず、進行がんのサイズにまで育つことは少ない、と考えられます。
- かりに進行がんの段階まで増大した場合も、転移能力がないため、途中で転移することができません。つまり、進行がんとして見つかる「がんもどき」ということになります。

つまり、早期がんの段階で転移の有る無しという性質は、進行がんまで増大しても受けつがれます。ただ、進行がんとして発見されるようなものは、増大スピードが速く、体調変化で自身が気づくことが多いので、検診では発見されにくい。結果、検診で早期発見されるものは、増大スピードが遅い「がんもどき」が多く含まれることになるのです。

リンパ節転移

●臓器への転移とは無関係

手術前の検査で「リンパ節転移が見られる」とか、手術後に「リンパ節に転移があった」

と聞くと、〝がん細胞はリンパ節から肺や肝臓などの臓器に転移する〟というイメージから、絶望的に感じる人が多いでしょう。しかし、そう考えるのは間違いです。

もしリンパ節から臓器に転移するのであれば、がん手術のときにリンパ節を予防的に切除しておけば、臓器転移は減るはずです。ところが実際にリンパ節を切除しても、臓器転移は減りませんでした。その経験をふまえ、学問の世界では、以下のように考えるに至りました。

「リンパ節」と「臓器」の関係

- リンパ節から臓器に転移するのではない。
- 臓器への転移は最初から有るか無いかのどちらか。
- リンパ節に転移があっても、臓器転移は増えない。
- 手術で、リンパ節をごっそり取る予防的切除（リンパ節の郭清《かくせい》）は不要。

しかし実診療の世界では、リンパ節の郭清《かくせい》が続けられています。その結果どうなっているかは、手術の章で検討しましょう（P.66）。

19世紀以前のがん死

がんの手術が始まったのは19世紀。治療法がなかった時代の患者たちは、がんの増大による「自然死」(自然な死に方)をとげていました。がん死には「初発病巣の増大」と、「転移病巣の増大」を原因とするものとがあり、がんの発生部位によって違いがでます。

●体表のがん

乳がんや皮膚がんのように、体表に生じるがんは、周囲に重要な臓器がないので、増大しても死ぬことはありません。例えば、乳がんの直径が20㎝以上になっても、みなさん元気でピンピンしていますし、40㎝になっても元気です。乳がん患者が亡くなる場合、きまって「他臓器転移」が原因です。肺や肝臓などへの転移病巣が増大し、その臓器の機能が落ちると、「呼吸不全」や「肝不全」など、「臓器の機能不全」で亡くなります。

●内臓のがん

これに対し内臓に初発するがんは、できた部位により亡くなり方が異なります。いくつか例を挙げましょう。前述したように、増大しないケースや消えてしまうケースもあるので、あくまで「仮に増大しつづけた場合」の話です。

胃がんや食道がんも、がんがいくら大きくなっても、がんから毒がでるわけではないので、それだけでは死にません。ただし、食事の通り道なので、がんによってふさがると、食事がとれなくなり、栄養不足のために亡くなります。むかしは「がん」と診断する方法がなく、痩せて枯れるように死んでいくので、「老衰死」とされていました。

肺がんのケースでは、肺は左右にひとつずつあるので、片肺でも生きていけます。そのため、肺がん初発病巣がいくら大きくなっても、それだけでは死にません。反対側の肺、肝臓、脳などに転移しないと、死ぬ可能性が生じないのです。もっとも昔は、大気汚染はないし、タバコも消費量が少なかったので、肺がんの発生自体がマレでした。

これに対し肝臓がんは、がんが増大すると、その分だけ肝臓の機能が落ち、肝臓の機能不全で亡くなります。ただ肝臓は機能的な余力が大きいので、肝臓の8~9割程度をがんが占めるまで、肝不全にならないのが原則です。

そして一般に、がんの自然死には、苦痛を生じる要素が少なく、（以下に述べるような）現代のがん患者の亡くなり方と対照的です（P.47）。

現代のがん死

現代におけるがん患者の亡くなり方は、昔のそれとは大きく異なります。
ほとんどはがんではなく、それ以外を直接死因として亡くなります。

手術

多いのは、手術の合併症や後遺症による「手術死」です。消化管をつないだところから食事が漏れて「膿瘍《のうよう》」という細菌感染巣が生じ、それが肺炎や敗血症に発展して死亡、というのが典型的なパターンです。また、手術医の未熟さに起因する、うっかり動脈を切ってしまったための「失血死」もしばしば見られます。

抗がん剤

抗がん剤も、手術と同じかそれ以上に危険です。

白血球減少や貧血などの骨髄障害、間質性肺炎などの肺障害、心不全、腎不全などで急死することがよくあります。臓器に転移しているケースでは、抗がん剤が延々と繰り返され、転移ではなく、抗がん剤の副作用で死亡するというのが典型パターンです。

最近、「腫瘍循環器外来」を開設する病院が増えてきました。抗がん剤による心不全などに特化した専門外来です。この一事で、抗がん剤がいかに危険であるかがよくわかります。

抗がん剤の弟分である「分子標的治療薬」や、オプジーボのような「免疫チェックポイント阻害剤」も、急死する可能性が非常に高い。

肺がんでオプジーボを打つと、3か月以内に2割が死に至ります。

栄養失調

がん患者によく見られる、別の死亡原因は「栄養失調」です。からだが栄養不足になって衰弱し、肺炎などの感染症で亡くなるのが典型です。

栄養失調になる理由は3つ。①手術の後遺症で食事量が減る、②抗がん剤の副作用で食欲や味覚がなくなり、食事が摂れなくなる、③患者さん自身が実践している食事療法で激やせする、です。①②はもちろん、③で命を縮めている方も無数にいるので、気をつけましょう。

多臓器不全

がん闘病中の著名人に関して、よく「多臓器不全で死亡した」との報道があります。そう聞くと、「なんだか知らないけど、がんは怖いわね」と思う方がほとんどのようです。

しかし、がんの自然経過では、肝臓や肺など複数の臓器に同時に「機能不全」が生じることはほぼ皆無です。仮に複数の臓器に転移があっても、大きさや個数が異なるので、各臓器に機能不全が生じる時期に違いがでるからです。つまり、どれか一つの臓器に機能不全が生じ、それが原因で亡くなるので、別の臓器が機能不全になる暇がないのです。

要するに、がんによる自然死は本来「単臓器不全」です。では、どうして現在は多臓器不全が多いのか。

2つ以上の臓器に同時に機能不全が生じる場合、かならずといっていいほど、各臓器に血液を届けることができない状況が生じています。がん患者の場合には、抗がん剤の副作用としてアレルギー反応のような「ショック」が生じることがあり、一瞬のうちに心臓機能が落ちて、血液が全身に回らなくなります。その場合「死因は多臓器不全」と発表されます。

また抗がん剤による「白血球減少」で敗血症や肺炎などが生じ、その影響で全身に血液が行かなくなることも多々あります。手術後に「膿瘍《のうよう》」が生じ、敗血症や肺炎に移行する場合も、最後は血液が全身に回らなくなって、多数の臓器が一度に機能不全に陥ります。今後は「多臓器不全」と聞いたら、手術や抗がん剤による「治療死」を思い浮かべましょう。

余命宣告は真っ赤なウソ

がんの患者さんたちは、よく「余命」を宣告されています。「放っておいたら余命半年」

図1　医師が告げる「余命半年」の患者たちの生存期間

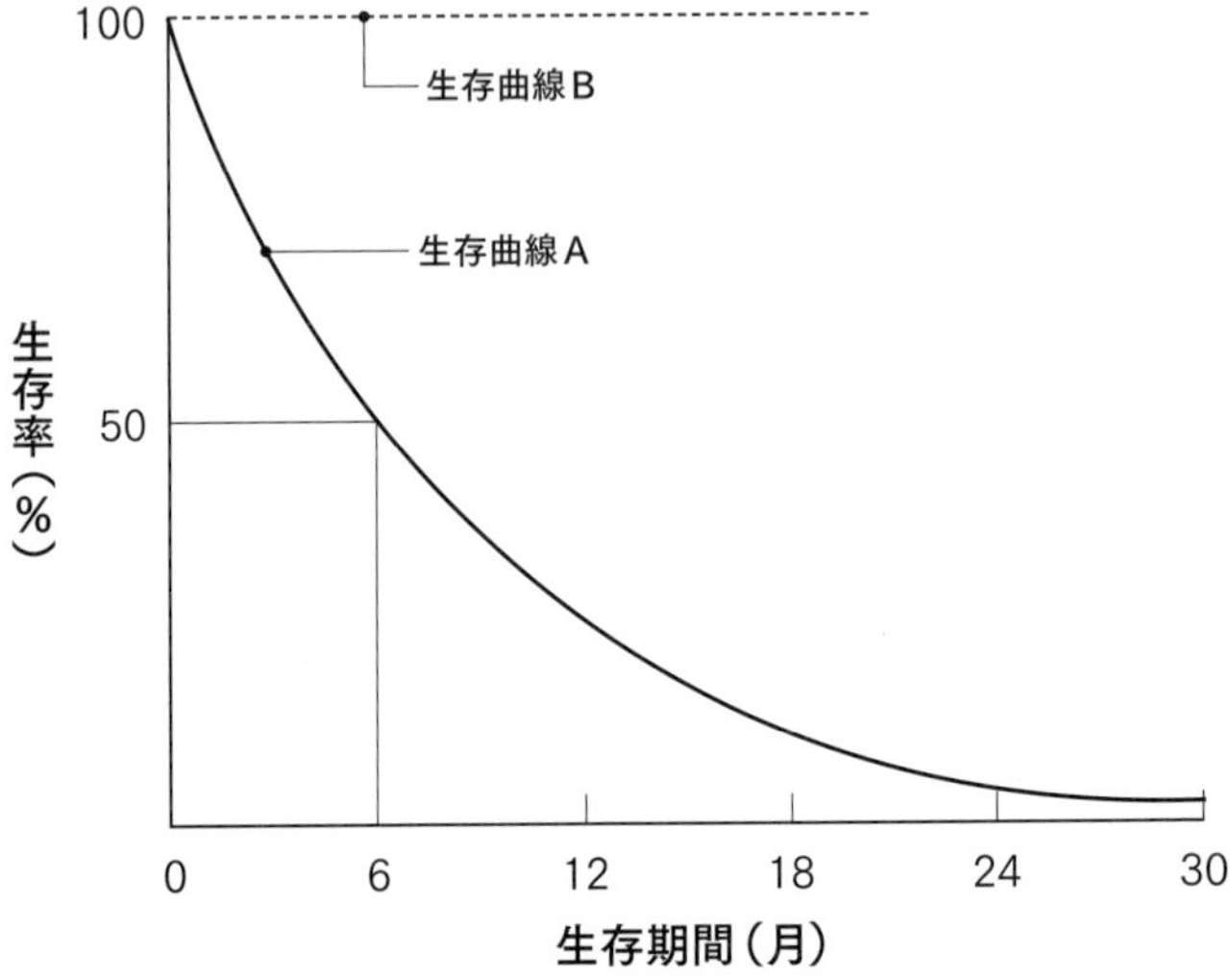

などと言い渡されるのです。でもこれは、真っ赤なウソです。

「余命半年」と聞くと、診断時から5か月目あたりまではほぼ確実に生きているけれども、6か月目あたりでバタバタと亡くなる、という様を思い浮かべるでしょう。しかし「余命」は、患者さんたちの「半数」が亡くなるまでの期間なのです。

図1の生存曲線Aをご覧ください。「余命半年」の方たちの生存期間です。治療を始めた直後からどんどん死に始め、6か月後までに半数が亡くなっている。そしてそれから6か月たつと、また半分が亡くなっている、というように、半年ごとに半数に

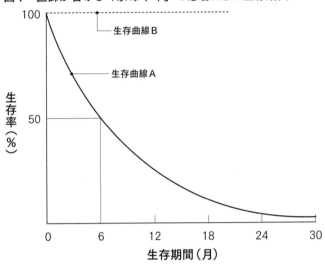

なることを繰り返していきます。

●手術・抗がん剤治療を受けた場合

これは実は、手術や抗がん剤治療を受けたときのパターンです。そうなる理由は、治療法の項で解説しますが、たとえば、すい臓がん手術後の生存期間はこれと同じパターンになります。ただし、すい臓がんの術後患者は、「余命1年」なので、**図1**の横軸の1目盛りを「6か月」から「1年」に変更すると、すい臓がん手術患者のグラフになります。手術から5年後には、生存率はゼロ近くになるわけです。

●手術・抗がん剤治療を受けない場合

手術や抗がん剤治療をうけなかった場合はどうか。**図1**の破線で示したグラフになります（生存曲線B）。どこまで生存率100％のグラフが伸びていくかは、がんの進行度や患者さんの年齢や体力などによって違ってきますが、進行がんであっても、転移があっても、（治療をうけなければ）すぐには死にません。

また自覚症状がなく、健康診断やがん検診をきっかけにして発見されたがんは、大半が「がんもどき」なので、その場合、ずっと死なずに生存を続けられるはずです。つまり**図1**の破線グラフが無限に延長されていきます。ただし別の病気で亡くなることはありえます。

ところで臓器転移がある場合の自然な死に方は、前述のように「単臓器不全」です。がんの成長スピードには個人差があるので、生存率100%のグラフが続いた後に、いつ亡くなり始めるかを知るには、最低でも3か月ほどの期間をあけて再検査し、がんの成長スピードを計測する必要があります。

ところが臨床現場では、がんの経過を調べることがありません。僕のセカンドオピニオン外来での聞き取り調査では、余命を告げられたほぼ全員が、担当医にはじめて会ったその日に「余命半年」などと言われています。このように経過を観察することなく告知された「余命」は真っ赤なウソです。医師は、手術や抗がん剤など、治療をするのが基本なので、がん放置ケースの余命を知らない。彼らが伝えているのは、手術や抗がん剤などをした場合の余命です。「放置ケースの余命データを見せてください」と言えば、医師は絶句しますよ。

がん細胞は敵なのか

●免疫システムに「がん細胞」攻撃機能は無い

今日、白血球などの免疫システムが「がん」を「敵」とみなして攻撃する、というのが社会通念になっていますね。しかし免疫システムにとって、がん細胞は本当に敵なのか？

数万年前の人類と現代人のからだの仕組みはほぼ同じです。当時の人類の平均寿命は20歳未満。「がん年齢」に達する前に死んでいたので、免疫システムはがんを敵視していません。

つまり、免疫システムに「がん細胞」だけを攻撃する機能は備わっていないということです。

〝がんは普通の細胞から発生した〟と聞いたことがあるとおり、がん細胞の構造や機能は正常細胞と共通しています。「免疫療法剤」が攻撃対象にしている「新顔タンパク質」は、がん細胞だけでなく、正常細胞にも存在するというわけです。

ではどうして、「免疫療法剤」オプジーボにより、がんが縮小することがあるのか？　この続きは、「がん免疫療法」のところで解説します（P.108）。

「臓器摘出」や「部分切除」をする

手術の問題点

がんによって低下した生活の質を回復させる「緩和的手術」は有意義です。対して、がんはリンパ節から臓器に転移するわけではないため「リンパ節の郭清《かくせい》」は無意味・有害です。

●手術の定義

ラジオ波や内視鏡切除なども、手を使う施術であるので「手術」と呼ぶことが可能です。ただ医者たちが「手術」というときは、臓器を全部もしくは一部を切り取る手技を指す習わしです。そのため、本書で「手術」と言うときは、臓器の摘出や部分切除を指します。

がん手術の歴史

●がん手術の起源

「がん」手術の起源は、麻酔法と消毒法が確立した１８００年代後半。胃がん手術は１８８１年にウィーン大学のビルロート教授が成功させました。実は世界初の乳房全摘手術は1804年に日本の華岡青州が行っていますが、彼は手技を後世に伝えなかったので、世界では無名に近いままです。

●過酷な「標準治療」の生存率

1882年から70年にもわたり、外科医たちの圧倒的支持を集め、全世界の全患者に対して「標準治療」とされたのが、米国のハルステッド教授の術式。この「ハルステッド術」は、①乳房の全摘、②わきの下のリンパ節をごっそり取る「リンパ節郭清《かくせい》」、③乳房の裏にある「胸筋」の全摘を行うもの。結果、アバラ骨の輪郭が皮膚を通して透けて見え、筋肉切除により腕の挙上が困難になり、リンパ浮腫で腕が丸太のようになる、過酷な手術です。

この手術の結果、がんが治り、元の生活に戻れたのか？ ハルステッドとその弟子たちによる43年間の手術成績が**図2**（P.55）です。生存期間のグラフが100％からでなく、94％から始まっているのは、全患者の6％が術後すぐに亡くなっているからです。原因はがんが暴れだしたか、感染症などの合併症による死亡と考えられます（Ann Surg 1932;95:336）。

がいなかったことを意味します（BMJ 1962;2:213）。

●「無治療」の生存率

対して、「ハルステッド術」が広まる前の、手術や抗がん剤がない時代の無治療ケースが図3です。グラフもきちんと100％のところから始まっており、入院してすぐ亡くなる人

生存期間も0年から5年までの部分を比べると、無治療群の方が手術群より、生存率が高い。特筆すべきは、①全員が緩和ケア病棟に入院するほど具合が悪く、②死後の解剖で、全員に臓器転移があったと判明していることです。

つまり無治療ケースのほうが、体調もがんの進行度（ステージ）も悪かったはずなのに、ハルステッドの患者たちより寿命が平均的に長くなっているのです。

ビルロート手術やハルステッド手術が始められてから1世紀以上たっていますが、こういった手術の問題点や欠陥は克服されたのでしょうか。手術が寿命を延ばすようになっているのでしょうか。以下ではそれを考えていきます。

図2　乳がんの生存曲線　手術群

※ハルステッドと弟子たちによる43年間の手術成績

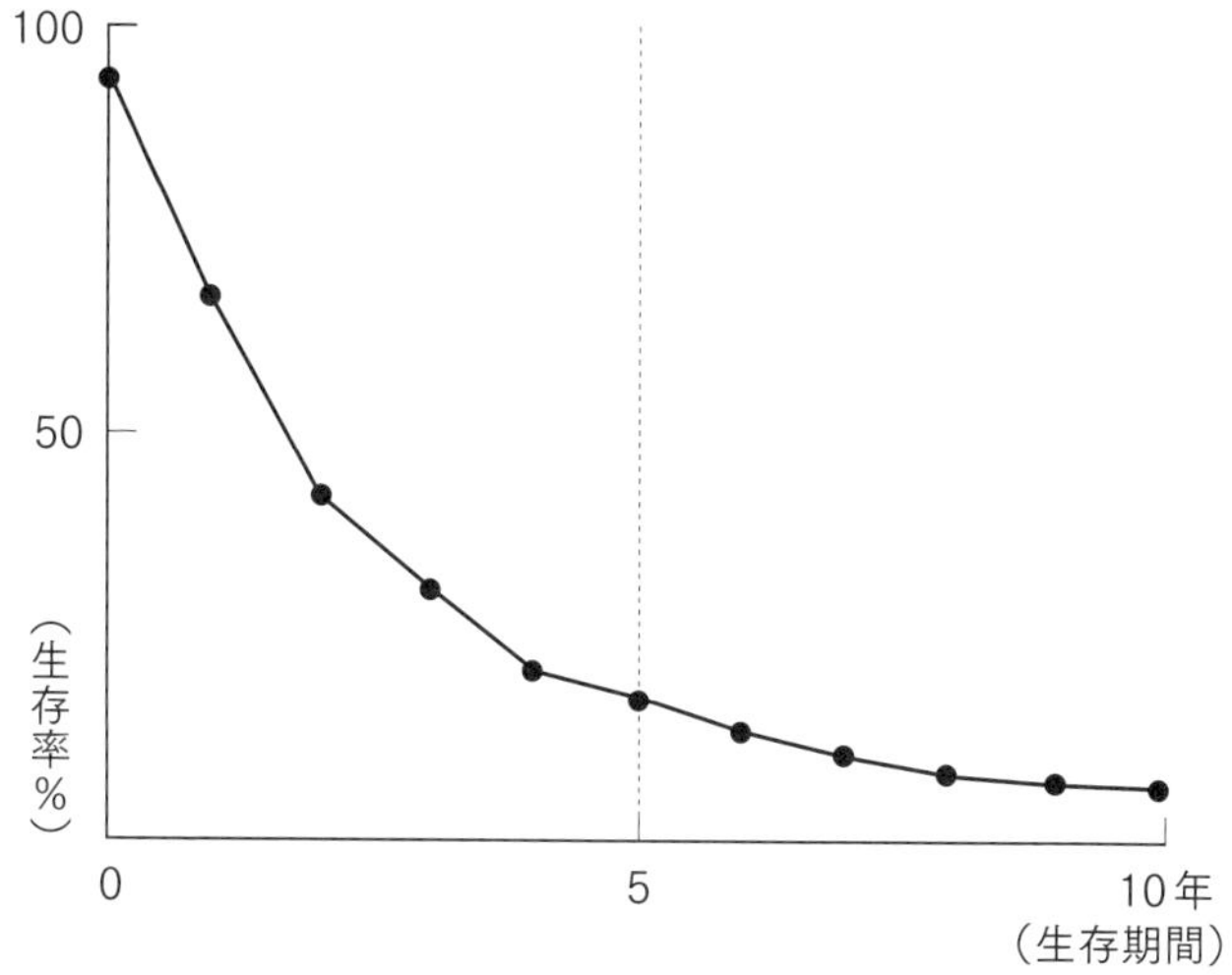

図3　乳がんの生存曲線　無治療群

※無治療ケース
（臓器転移があって、緩和ケア病棟に入院していたケース）

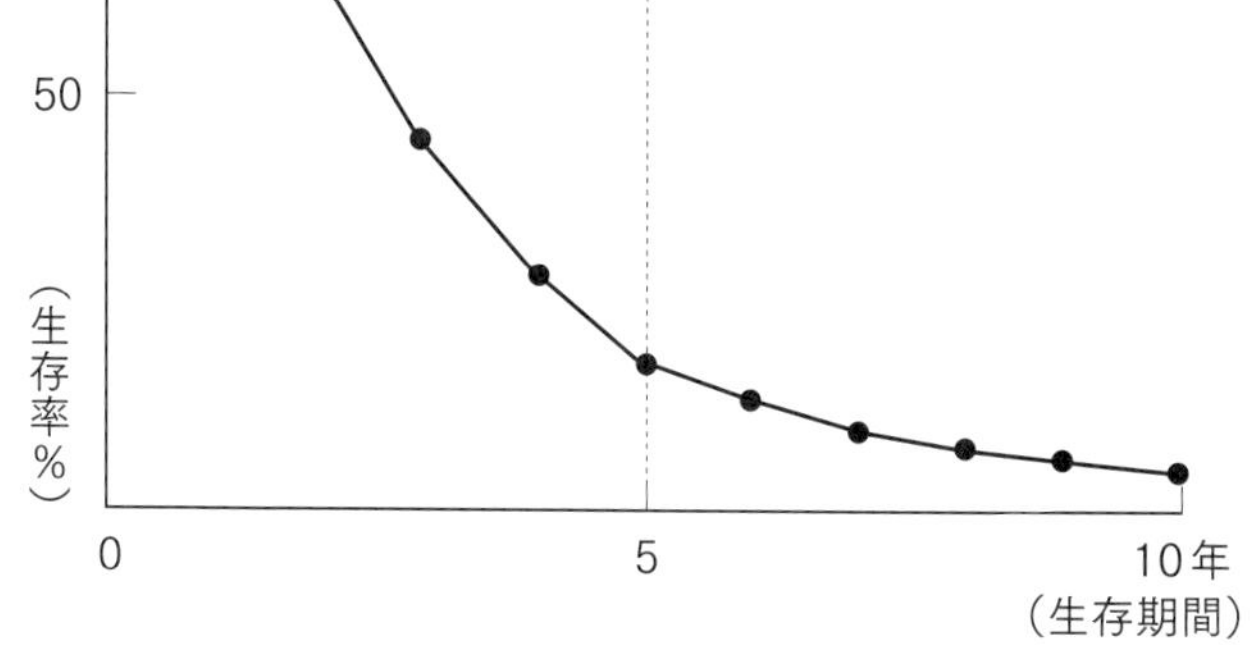

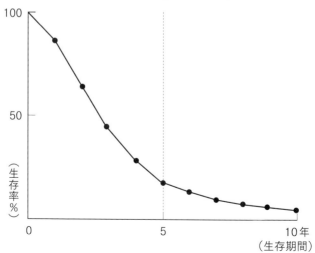

有意義な「緩和的手術」

●がんの切除は命を縮める引き金

がんによって低下した「生活の質」を回復させる「緩和的手術」は有意義です。

胃がんを例にとると、シコリ（腫瘤）で胃の出口がふさがれ、食事が通らなくなったとき、がんを切除せずに、胃袋に小腸をつなぎ、胃の内容物を小腸に流す「わき道」をつける、「胃・小腸バイパス術」がそれです。これで患者さんは食事がとれるようになり、栄養失調になるのを免れ、生き続けることができます。がん自体が毒を出すわけではないので、胃がんの腫瘤が体内に残っていても、それでは死なないのです。

●昭和天皇のがん切除を避けた理由

バイパス手術は、すい臓がんだった昭和天皇も受けています。

すい臓がんが十二指腸をふさいで食事がとれなくなり、危機的状況におちいった昭和天皇には、十二指腸の手前部分と小腸をつなぐバイパス手術を行い、天皇は摂食可能となって体力を回復し、公務に復帰されました。

昭和天皇のすい臓がんは、切除しようと思えば切除できた、と執刀医である東大外科教授が語っています。しかし、侍医団に止められた、と。侍医団は、がんの切除が命を縮めることを恐れたのでしょう。

なお現在では、消化管のバイパス術は、筒状の金属（ステント）で閉塞部分を広げる「ステント術」に置き換わっています（P.147）。しかしステント術ができないケースでは、バイパス手術が行われます。

●マヒ予防手術の有効性

マヒを予防するには、放射線照射が効果的な場合もありますが、手術ができる状況であれば、がんを確実に除去できるため、より良いことが多いものです。

例えば、がんが「背骨」（脊椎）に転移し、「脊髄」という太い神経を圧迫しているケース。この場合、下半身マヒが生じる可能性が高いと判断したら、手術で脊椎の一部を取り除き、脊髄にかかる圧力を減じる「減圧手術」を行います。

マヒして寝たきりや車いす生活になるのと比べれば、マヒ防止を行うことは、多少とも延命効果があると考えられます。

なお下半身マヒが生じてからでは、減圧手術の有効性は減じますが、発症後24時間以内ならマヒから回復することもあります。このように、「緩和的手術」は有効なことが多々あります。

根治的手術の生存率

●3大欠点は「合併症」、「がんが暴れる」、「後遺症」

では手術医が勧める王道の胃切除術（胃がん）や、乳房切除術（乳がん）など、世界中で実施される「根治的手術」について考えていきましょう。

術後の患者さんが再発なく生きられるのは、手術のおかげと思うはずです。また、術後の「生存率」がのびていると聞かされると、一般の方々も手術の意味を疑わないでしょう。

しかし結論から言うと、がんの根治的手術が、命を救い、寿命を延ばすことは、どの部位のがんでも証明されていません。

証明するためには、同程度のがん進行度の患者さんを多数集め、「①無治療や緩和的処置を受けるグループ」、「②根治的手術を受けるグループ」に分けて比べる「比較試験」を行わなくてはいけません。

「手術による生存率が上がったデータを見たことがある！」と思われた方もいるはずです。それは例えば洗剤広告で「はじめての白さ！」と大きく書かれているすみっこに「※同社比」という言葉が小さく添えられているのと一緒です。「根治的手術」同士を比べた結果、生存率が上がったというグラフなのです。

現在「根治的手術」の生存率が上がった理由は実に簡単。検査機器が無かった昔は、転移した「本物のがん」しか見つけられなかった。これに対し、現在の検査では、CTや超音波などにより、「イボ」や「オデキ」のような小さながんをみつけます。これらは「がんもどき」の可能性が高く、術後の生存率が高くなるのは当たり前なのです。

根治的手術の3大欠点は、①合併症、②がんが暴れる、③後遺症です。それらが生存率を引き下げます。以下、順に説明していきます。

手術の合併症

●術後「脳梗塞」

手術によって生じる合併症は多々あります。大出血、縫合不全による腹膜炎、敗血症、脳卒中、心筋梗塞などが重大です。

最近増えてきたのが「トルソー症候群」という、術後や抗がん剤治療中に生じる「脳梗塞」です。血液が脳血管のなかで固まり、その先に血が流れなくなって、脳細胞が壊死します。がん治療医は、がん病巣から特殊な物質がでており、それで血が固まるのだと主張します。

しかし、もしそうであれば、がんを放置している患者さんたちに脳梗塞が多発しそうなものですが、実際には生じない。少なくとも僕は見たことがありません。

そもそもがん細胞は、正常細胞から分かれたものなので、特殊な物質を作らない。脳梗塞が生じるのは、手術や抗がん剤で食事や水分が摂れず、からだが脱水状態になり、血液が濃くなり、血管内で血が固まりやすくなるからです。

医師には、自分が実施した治療で後遺症が生じたとは認めたくない、という心根がありま
す。そのため、がんの自然経過によって脳梗塞が生じたと主張したがるのでしょう。

●「術死」認定

手術医が認めたくなくても、「合併症だ」と自動的に認定されるのは、術後30日以内に死亡したケースです。「術死」「直死」と呼ばれ、すべてが手術が原因で死亡したとされます。

つまり、仮に足を踏み外して階段から落ちて死亡しても、手術を受けなければフラフラすることはなかった、落ちたのは手術のせいだ、という理屈です。前述した脳梗塞も、術後30日以内であれば術死と認定されます。

では、術後31日目に死亡したら、手術の合併症ではないことになるのか。それは不合理ですね。この点、術後に一度も退院することなく合併症で亡くなると、「術後在院死亡」と呼ばれ、実質的に「術死」扱いとなります。

それゆえ手術医は、当面の目標を、患者さんを術後いちど退院させることに置きます。そうすれば病院の統計上は「術後在院死亡」から外れ、公表する失敗例の数が減るからです。

歌舞伎役者の中村勘三郎さん。彼は、がん研有明病院での食道がん手術後、5日目に誤嚥《ごえん》性肺炎《せいはいえん》を起こし、呼吸不全のため危篤におちいりました。

がん研では呼吸不全に対する適切な治療ができないという理由で、大学病院に転院し、人工呼吸器がつけられましたが、回復する可能性はほぼゼロでした。しかし懸命の措置が続けられ、呼吸不全のために亡くなったのは、手術から4か月後。

勘三郎さんは、手術の合併症で亡くなったのですが、術後30日以内の死亡ではないので「術死」にはならないし、がん研で亡くなったのではないので「術後在院死亡」にもなりません。

そして死亡診断書にも、政府の死亡統計にも「合併症による死亡」という項目がないため、勘三郎さんにかぎらず、すべての合併症による死亡は、「がんによる自然死」と扱われます。

こうして手術を原因とする、毎年数万人にものぼる死者は「国民死亡統計」には載らず、つまり国民の目から隠され、人びとは「がんは怖い」と思いこむ一因になっています。実際には手術のほうがずっと恐ろしいのに。

図4

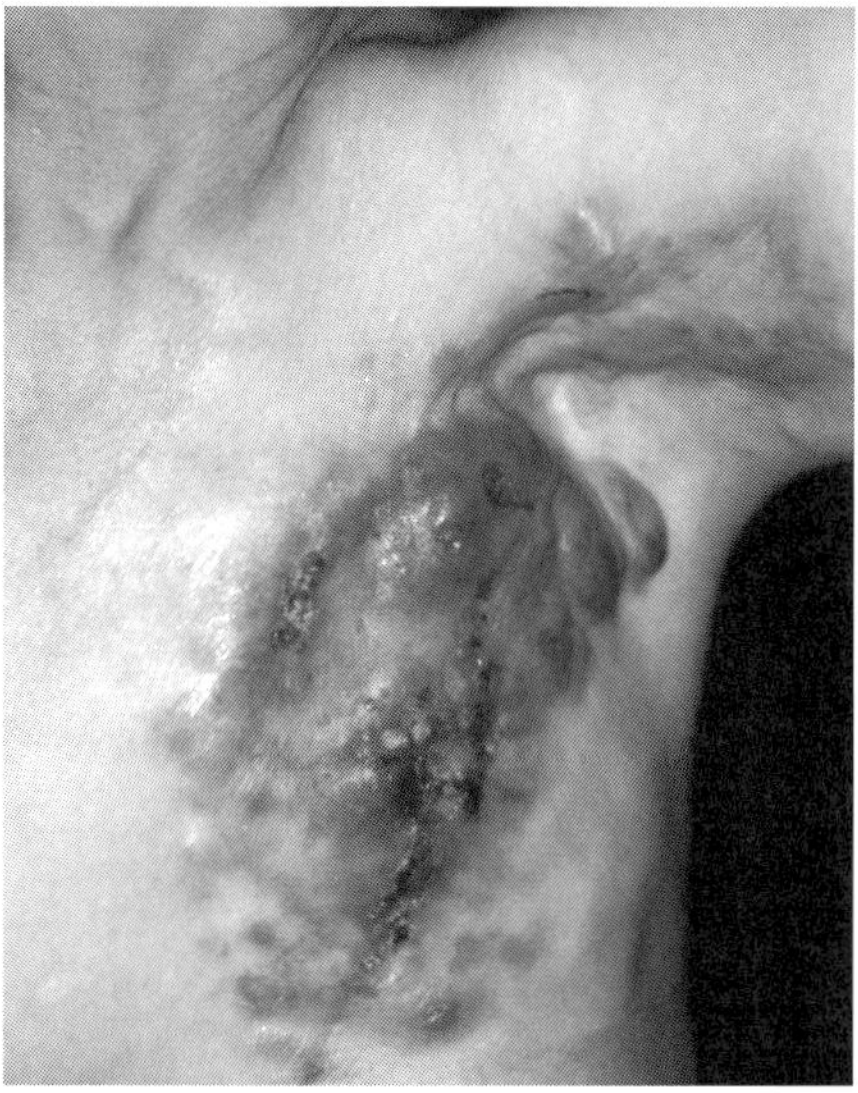

がんが暴れるということ

●術後の「局所再発」「局所転移」

がんが暴れだしたケースでは、がんは手術前には結構おとなしくしていたからこそ、「暴れる」と表現されます。

たとえば**図4**の乳がんは術前、格別急に大きくなるわけでもなく、たまたまシコリが見つかったという、ごくありふれた乳がんケースでした。ところがハルステッド手術をうけたら、胸壁にがんが転移し、シコリ（腫瘤）がボコボコと盛り上がり、肝臓や肺にも転移が現れ、術後

1年で亡くなりました。

手術跡にがんが育つのは、血管中に浮遊する「本物のがん」細胞が、メスで血管が切られて流出し、局所の組織に取りつくためです。この「局所再発」は、実際には転移の一種で、「局所転移」と呼ぶのがふさわしい。内臓の手術では、生前に術後写真を撮ることができませんが、死後解剖すると、**図4**と同じように、傷跡への再発が認められます。

このように、がんが暴れるケースは、どこかに転移病巣がひそんでいて、いわば「休眠」状態にあったのが、手術をきっかけに急に増殖したことを意味します。

これに対し「がんもどき」は転移もしないし、血液中にもがん細胞がないため、手術をしても、こうした形の再発は生じません。

外科医が言う「完全切除」とは

●目に見える病巣を切り取った

外科医が言う「完全切除」は、目に見える病巣を切り取ったというだけで、全身にひそむ

「休眠がん細胞」は切除不能です。

人間ドッグで自覚症状のない小さながんを発見された元横綱・千代の富士（九重親方）は、すい臓がん術後半年で肺などに転移があらわれ、術後1年で死亡しています。

前沖縄県知事の翁長雄志氏のケースでは、進行がもっと速く、術後まもなく肝臓転移が判明し、手術から3カ月で亡くなられました。お二方とも、「完全に切除できた」と聞かされ、喜んでおられたのです。

対して、元外科医で、現在緩和ケア医の萬田緑平さんは、母親がたまたま小さな膵がんが発見されたが、手術を受けさせなかったら、10年後の今も元気で水泳をしている、と話されていました（対談本『世界一ラクながん治療』小学館）。

がんは見つけても手術を受けなければ、休眠がん細胞が目をさまさない可能性が高いということです。結果、人間ドックで発見された（自覚症状がない）すい臓がんでも、放置すれば**図1**（P.48）の生存曲線B（破線）のように死なないですみ、手術すると生存曲線A（実線）のようにバタバタと死んでいきます。

古い習わしの「リンパ節の郭清《かくせい》」

●手術医でも意義に疑問符

がんはリンパ節から臓器に転移するのではない。リンパ節をごっそり取る「リンパ節の郭《かく》清《せい》」は意味がない、と前述しました（P.41）。

ただ乳がん手術の始祖であるハルステッドが、がん細胞はリンパ節にたどりついたあと、そこを発進基地として臓器に転移する、と信じていました。そして彼が考案した「根治的手術」にリンパ節郭清《かくせい》が含まれていたため、その影響で、頭頸部、食道、大腸、子宮など他部位のがん手術にリンパ節郭清《かくせい》が採用され、今日にいたっています。

ところが20世紀後半になると、手術医のあいだでもリンパ節郭清《かくせい》の意義に疑問符がつくようになりました。それで大勢の患者を、「①リンパ節を郭清《かくせい》するグループ」と、「②リンパ節を郭清《かくせい》しないグループ」に分け、予後を比べる「比較試験」を実施しました。

この種の比較試験は胃がんなど、さまざまな部位のがんを対象として実施されています。結果はどれも同じ傾向だったので、典型的なケースを示します。

〝再発や死亡が増える〟引き金になる

●子宮体がん

子宮体がんでの実際例。英国を含む4か国の85病院で2000年代に、1400人の「ステージ1」の子宮体がん患者を2つのグループに分け、「①子宮切除＋卵巣切除」、「②子宮切除＋卵巣切除＋リンパ節郭清《かくせい》」の「比較試験」を実施しました。

リンパ節の郭清《かくせい》をしない①グループは、死亡した患者が88人なのに対し、郭清《かくせい》をした②グループは103人と多く、再発しても生存している患者は、①41人に対し、②19人でした（郭清後に再発すると死にやすく、生き残る人が少ない、ということ。Lancet 2009;373:125）。

再発や死亡が増える原因は、リンパ節郭清《かくせい》は広い範囲にメスが入るので、ひそんでいた転移がん細胞が暴れだしやすくなるからでしょう。

ちなみに、子宮と卵巣だけの切除なら安全、というわけではありません。僕は手術を受けずに放置している子宮体がん患者をけっこう多数みてきましたが、ステージ1のケースでは、なかなか進行しないし死亡するケースもありませんでした。

ところが出血がひどくて耐え難いからと手術を受けると、子宮と卵巣だけの切除でも、きまって再発したり亡くなりました。

リンパ節郭清《かくせい》の意義を調べる比較試験は、乳がん、胃がん、肺がん、膵臓がん、大腸がん、卵巣がん、メラノーマ（悪性黒色腫）など、さまざまな部位のがんで実施されました。

結論はどれも同じで、「リンパ節郭清《かくせい》をしても、再発率（他の臓器への転移率）が低下しないし、生存率も向上しない」です。前述した子宮体がんのように、再発・死亡が増えるケースもあります。

比較試験のデータ操作

●胃がん「標準術式」の虚偽

胃袋のまわりには、いくつものリンパ節が付着しています。そのため胃袋を切除すれば、ある程度はリンパ節を郭清《かくせい》したことになります。これが世界の標準術式。

それに対し、日本の消化器外科医たちは「もっと広い範囲をリンパ節郭清《かくせい》すべき」、「胃がん手術は日本のお家芸」と吹聴していました。

日本の消化器外科医が太鼓判を押す「リンパ節郭清《かくせい》」の効果を確かめようと、英国などいくつかの国が「①胃切除＋リンパ節郭清《かくせい》」、「②胃切除のみ」で比較試験を行いました。

結果はほぼ惨敗です。【英国】は②の胃切除だけのほうが、5年生存率が少し高い傾向（Br J Cancer 1999;79:1522）。【イタリア】も同様の結果（Br J Surg 2014;101:23）。【南アフリカ】は、患者数が少ないが、違いは見られなかった（Br J Surg 1988;75:110）。ところが唯一【オランダ】のみ、①のリンパ節郭清《かくせい》グループのほうが、生存率が高かった（Lancet Oncol 2010;11:439）。

オランダの結果に、日本の外科医たちは鬼の首をとったように喜びました。それまで外国から「無根拠なのに実施している」と批判されていたリンパ節郭清《かくせい》が正しかった、「標準術式」にしていたのは間違っていなかった、と。

このオランダの比較試験には、日本の国立がんセンターから若手の外科医がひとり派遣され、郭清《かくせい》の手技を伝授しました。日本の術式を直接おしえたからこそ、良い結果がでたんだ、と思った外科医も少なくなかったはずです。

しかし、このデータは残念ながらインチキで、好ましくない結果がでそうになると、途中で患者を除外しました。医学界には、比較試験は、患者（被験者）が各治療グループに振り分けられたあとに特定の患者たちを除外して計算してはならない、というルールがあります。このルールをオランダの比較試験は破ったわけです。

オランダの比較試験の論文で参考になる点はひとつ。術後30日以内に死亡した患者は、②「胃切除のみ」では15人であるのに対し、①「リンパ節郭清《かくせい》」では32人にものぼる。死亡した事実は人為的操作が難しいので、これらの人数は信頼できるでしょう。

このインチキ論文を根拠に、日本の外科医たちは今もリンパ節郭清《かくせい》を「標準術式だ」と言い張って、術死の山を築いているわけです。

その論文の著者の（一人である前述の）外科医は、郭清《かくせい》関連の功績のゆえか、大学の外科教授に上りつめ、NHKの「プロフェッショナル 仕事の流儀『まっすぐ無心に、人生を診る～外科医・笹子三津留』」でも取り上げられ、「神の手」と化しました。――しかしその実態は「術死を増やす郭清《かくせい》の名手」。なんと危険で皮肉な存在なのでしょう。

手術の後遺症

●リンパ節郭清《かくせい》後に生じる「血管肉腫」

がん根治的手術の3大欠点のひとつに「後遺症」があると述べましたが、これは、退院しても続く辛い症状、もしくは数か月ないし数年たってから生じる症状を言います。

どのような後遺症がでるかは、2章のがん事典でがん種ごとに説明します。

抗がん剤や放射線による発がんはよく知られていますが、手術の後遺症でも発がんすることがあります。

乳がんのリンパ節郭清《かくせい》後に上肢のリンパ浮腫が、子宮頸がん、子宮体がん、卵巣がんのリンパ節郭清《かくせい》後には下肢のリンパ浮腫が生じやすい。

そのリンパ浮腫を原因として血管肉腫が生じます。血管肉腫はきわめてタチが悪く、ほぼ全員が死亡するので、この面からもリンパ郭清《かくせい》自体をなくし、リンパ浮腫の発生を防止する必要があります。

有名病院ほど死にやすい

●病院の選び方

各病院の手術件数を調べて載せた「ランキング本」のたぐいがよく売れています。が、手術の件数と腕前とは、かならずしも比例しません。というのも、一度ランキング上位に掲載されると、それを見た患者が集まり、手術件数を押し上げるからです。結果、腕の悪い外科医がいる有名病院というものができあがります。

また、実際に名人がいても、その人が手術してくれるとは限らない。むしろ、手術するのはたいてい若手です。有名病院には修行中の若手医師も大勢集まります。彼らにメスを持たせて筆頭術者として実地練習させなければ、若手医師の世界で悪評がたち、若手医師が集まらなくなります。それでは診療体制が崩壊してしまう、というのが名人側の言い分です。

しかし、若手に手術させたための失敗例や死亡例は、数かぎりなく存在します。誰が術者になるかは、手術における最重要の事項であり、患者にとって最大の関心事です。この面でも日本の医療界は、患者の人権をふみにじっているわけです。

●ブランド病院の実態

重要なことは、本当にその手術が必要なのか、という視点でしょう。

この点、東京のがん研有明病院は、日本最古のがん専門病院で、多くの診療科がランキング上位にきます。他方でこの病院は、むかしから拡大手術の巣窟でした。胃がん、乳がん、子宮がんなどで、思いっきり広範囲の切除がなされてきたのです。その結果、がんが暴れだして死亡数が増加したのは疑いないところです。

たとえば子宮体がんでは、今もリンパ節の郭清《かくせい》をしています。2009年に英国の比較試験で、子宮と卵巣だけの切除にくらべ、リンパ節郭清《かくせい》を足すと再発も死亡も増える（P.67）ことが明白になってから10年がたつというのに……。

ただ一方では、日本でもリンパ節郭清《かくせい》を取りやめる病院がでてきているので、がん研はむしろ遅れていると言えます。患者さんやご家族は、もし病院を訪ねたら、どういう手術をしているかを真っ先に尋ねるべきです。そしてリスクを考慮し、手術自体が本当に必要なのかをご自身で検討してください。

医者が知っている抗がん剤の常識

抗がん剤の問題点

がんには、抗がん剤（化学療法）で治る可能性があるがん種と、治らないがん種があります。ここでわかりやすく徹底的に解説します。

抗がん剤の延命効果

●抗がん剤で治る可能性があるがん

抗がん剤で治る可能性があるがん腫は、急性白血病や悪性リンパ腫などの「血液がん」が代表的です。可能性の大小は、進行度や年齢などによって異なりますし、骨髄腫のように、血液がんであっても治らないものもあります。

●抗がん剤で治らないがん

結論から言うと、胃がん、肺がん、大腸がん、乳がん、前立腺がんなど各種の固形がん（かたまりを作るがん）は抗がん剤で治りません。また、抗がん剤治療には、延命効果もありません。

ただしウィルムス腫瘍などの小児がん、睾丸のがん、子宮の絨毛がんは例外で、抗がん剤を使うと治る可能性が高くなります。

本書において単に「固形がん」と言う場合には、これら治る可能性があるがん種は含めずにおきます。

僕はかつて、乳がんに強力な抗がん剤治療を実施していましたが、今は「乳がんを含め固形がんの化学療法はムダで有害」と公言しています。その間なにがあったのか。抗がん剤の問題点が理解しやすくなると思うので、僕と抗がん剤治療との関わりをまじえて解説します。

医者が知っている、抗がん剤の常識

●抗がん剤で治るがんなんてない

読者の中には、「固形がんに対する抗がん剤は無効・有害」と聞かされても、「そんなはずはないだろう」、「現に、たくさんの人たちが化学療法をうけている」、「無効・有害なものを医師が患者に使うはずがないでしょ」などと反発される方もおられるはずです。

抗がん剤の効果を肯定的にとらえていたお一人に、ジャーナリストやノンフィクション作家として名高い立花隆さんがいます。しかし立花さんは、ある出来事をきっかけに心変わりされました。ご著書から、文章を少しつづめて紹介します。

立花隆氏談

僕自身ががんになって、「患者の立場から語ってくれ」と、がん関係のシンポジウムに招かれたときのことです。

僕以外の演者はすべて、大学や大病院、がんセンターなどのそうそうたるがんの有名臨床医たちでした。控室でみなが雑談的にいろんな話をしているときのことです。

いつのまにか話題が抗がん剤の話になっていきました。抗がん剤がどれほど効かないかという話を一人がしだすと、みんな具体的な抗がん剤の名前をだして、次から次にそれがどれほど効かないかを競争のように話し始めました。
「結局、抗がん剤で治るがんなんて、実際にはありゃせんのですよ」と、議論をまとめるように大御所の先生がいうと、みなその通りという表情でうなずきました。

僕はそれまで、効く抗がん剤が少しはあるだろうと思っていたので、「えー、そうなんですか？ それじゃ『患者よ、がんと闘うな』で近藤誠さんがいっていたことが正しかったということになるじゃありませんか」といいました。すると大御所の先生があっさり、「そうですよ。そんなことみんな知っていますよ」と言いました。

僕はそれまで、近藤さんが臨床医たちから強いバッシングをうけていた時代の記憶が強く残っていて、近藤理論は、臨床医たちからもっとネガティブな評価を受けているとばっかり思っていたので、これにはびっくりしました。誰か異論を唱えるかと思ってしばらく待ちましたが、誰も唱えませんでした。あ、近藤理論は基本的に正しいのだと、認識が大きく変わったのは、あの瞬間でした（『がん 生と死の謎に挑む』文藝春秋２０１０年刊）。

抗がん剤治療の歴史

●毒ガスから生まれた抗がん剤

抗がん剤第一号は、第一次世界大戦で多大な死傷者をだした毒ガス「マスタードガス」から合成された「ナイトロジェンマスタード」です。

●抗がん剤治療の変遷

１９４２年に、米国の患者に使用されたのが世界初で、悪性リンパ腫の顕著な縮小が認められました。その後、いろいろな抗がん剤が開発され、主として血液がんで試されていきます。わかったのは、一種類の抗がん剤では骨髄、心臓、肺、腎臓などの副作用が強くでて、患者が死ぬか、投与を中止するかのどちらかに終わり「治らない」ということ。そこで抗がん剤を複数、同時に投与するアイデアが生まれ、実行されました。理由はこうです。

たとえば白血球減少などの「骨髄抑制」は、抗がん剤Ａは強くでるが、Ｂはそれほどでもないとします。他方で、心不全などの「心臓毒性」はBが強いが、Aは弱い。といった場合に、AとBの量を調整して同時に投与すれば、種々の副作用の出方は弱くなる一方、がんをやっつける効果は高まるだろうと。これを「多剤併用療法」といいます。

いま悪性リンパ腫の標準治療になっている「CHOP《チョップ》療法」や「R《アール》－CHOP《チョップ》療法」もこれにのっとっています。

●僕が勘違いしていたこと

僕が研修医のときに配属された放射線科病棟は、いわば「院内ホスピス」でした。術後の患者たちが外科や婦人科などから「再発に放射線を照射してください」と紹介されてくるのですが、実質は厄介払い。他科からの紹介状には、「亡くなるまで面倒をみてね」、「ちゃんとやったら、また患者さんを送ってあげるからね」という言外のメッセージが込められていました。

余命いくばくもない患者たちに、先輩医師たちは、よく抗がん剤を投与していました。すると患者たちは、苦しんで間もなく死ぬことから、抗がん剤は死期を早めるんだな…と理解しました。それで3年後に、主治医として患者たちを診るようになってから、固形がんには決して抗がん剤は使わずにいました。

抗がん剤〝有効〟に「治る」という意味は無い

●「がんが消えた」とは

僕のその態度を変えたのは乳がんでした。

専門家なら誰でも同意されるはずですが、乳がんは固形がん種のなかで、最も抗がん剤が効きやすく、「がん腫瘤」が縮小しやすいがん種です。乳がんについて知ることが、他の固形がんの参考になるため、ここでは乳がんで説明をしていきます。

前述したように乳房温存療法を日本で最初に導入したとき、海外の論文を読み込み、乳がんは固形がんではあるけれども、抗がん剤による延命効果がある、と感じました。

そのため乳房温存療法にともなう「補助療法」として、あるいは転移が生じたときの「主な治療法」として、抗がん剤治療をはじめました。

僕は3種類の抗がん剤からなる、その時点で最強と思われる「多剤併用療法」を選びました。その結果は例えば、乳がんが肺に転移したケースに抗がん剤を用いると、転移病巣が消えて「この人は治るかもしれない」と期待する。しかしまもなく転移病巣が再増大してくる。その繰り返しでした。消えたのに、なぜ再増大するのか。

転移病巣が1ミリの大きさになれば、どんな検査でも発見できなくなり、「がんが消えた」となります。しかし1ミリの病巣には、100万個のがん細胞がつまっています。そのため、いずれがん細胞が増殖を再開して数を増やし、再発として出現してくるのです。

つまり「抗がん剤が有効」というのは、「がん病巣が小さくなることがある」という意味で、治るという意味を含まないのです。このことを、まず、しっかり心にとめましょう。

ともかく僕は、がんが縮小・消失しても再増大してくることを繰り返し経験すると、「やっぱり治すのは無理なんだ」と落胆し、一方で、「これだけよく効くのだから、延命効果はあるのでは」とも思いました。

●延命効果への期待

抗がん剤治療をつづけていくと、今度は副作用で早死にするケースに出会います。「延命が目的なのに、抗がん剤に延命効果があるのだろうか…」と悩みましたが、なにしろ転移性乳がんの化学療法は、全世界の標準治療です。僕もその通念からはなかなか逃れられず、1996年春に出版した『患者よ、がんと闘うな』では、「抗がん剤は、転移性乳がんでは延命効果がありそうだ」と書いてしまいました。「補助化学療法では（対象とするがん病巣が微小なため）治る人がいるだろう」とも書きました。

これが、僕が種々の本を執筆してきたなかでの、痛恨事です。『がんと闘うな』を出版した直後に、延命効果を否定するデータが医学雑誌に掲載されたからです。

僕の著述を根拠に抗がん剤治療を受けられた方がいたとしたら、お詫びの言葉もありません。説明しましょう。

抗がん剤の縮命効果

1996年の夏、ある英文医学雑誌に、1973年からの10年間に抗がん剤で治療された転移性乳がん1581人の生存成績が掲載されました。化学療法に延命効果がある、と思わせる結果で、抗がん剤治療医たちには「治療成績の金字塔」と受けとられたことでしょう(J Clin Oncol 1996;14:2197)。

僕もそれを読んで「素晴らしいな」と思いましたが、患者全員についての「生存期間」のグラフ、いわゆる「生存曲線」が載っていなかったのが、内心ひっかかりました。

そこで論文のデータを使って計算し、生存曲線を書いてみました(P.84図5「グラフB」)。

また同論文は、同程度のがん進行度の患者さんを多数あつめ、「抗がん剤治療グループ」と「無治療グループ」に分けて比べることもしていません。これでは「抗がん剤」の延命効果はわからないということです。

そこで思いだしたのが、100~200年前の英国で、緩和ケアのために「慈善病院」に入院した「転移性乳がん」患者の生存期間データです(P.55図3)。彼らは全員が死後に解剖を受けていて、臓器転移が確認されています。とすれば、抗がん剤治療と対比すべき「無治

図5　乳がんステージ4の生存期間

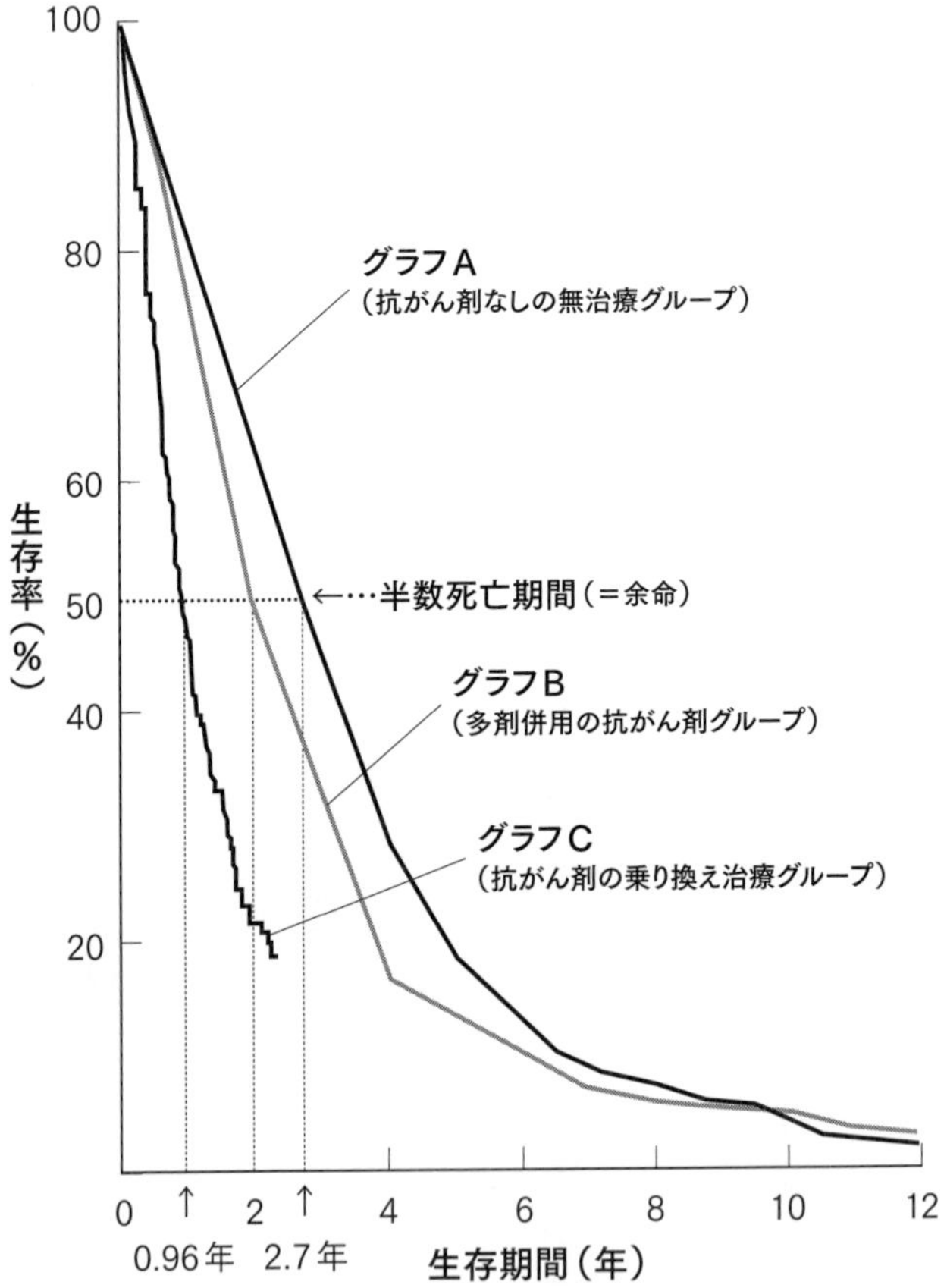

［グラフA］…対症療法だけの時代（BMJ 1962;2:213）
［グラフB］…多剤併用の抗がん剤治療の時代（J Clin Oncol 1996;14:2197）
［グラフC］…抗がん剤の「乗り換え治療」の時代（J Clin Oncol 2002;20:2812）

療グループ」としても使えるはずです。

この無治療グループの生存期間を**図5**に書き加えてみると（グラフA）、なんと抗がん剤グループ（グラフB）より、無治療グループの方が生存期間が長い傾向にあるではありませんか。

こうして僕のなかで、抗がん剤の延命効果はあっけなく崩れ落ちました。

抗がん剤乗り換え治療

単剤もしくは多剤併用の抗がん剤治療を実施しても、がんが縮小しないか増大したときに、別の抗がん剤に変更するのが「乗り換え治療」で、抗がん剤の組み合わせ方を「レジメン」と呼びます。

１９８０年代以降、新しい抗がん剤が次々開発されたため、何度も乗り換えることが増え、最近では乗り換え続けて10種のレジメンを用いることも可能になっています。

このように乗り換え治療をされた人たちは、抗がん剤によって生命力が吸い取られるからでしょう、１９７３年からの10年間の、抗がん剤の種類が少なく、何度も乗り換え治療をするのが難しい時代の患者たちより、生存期間が短くなっています（**図5**グラフC）。

●早期発見で抗がん剤を受けない場合

では現代人が、転移性乳がんを発症したときに、抗がん剤治療を受けなかったらどうなるか。**図5**（P.84）のグラフA～Cのように、患者たちがバタバタと亡くなることはなく、数年は生存率がほぼ100％で推移します（P.48**図1** 生存曲線B）。なぜならば現代は、転移がごく小さい時期に見つかるからです。現代の乳がん患者に転移が見つかるタイミングは、たいてい術後に繰り返している定期検査においてです。例えば、肺や肝臓などに転移が見つかり「転移性乳がん」患者に格上げされ、抗がん剤治療が始められるわけです。しかし転移病巣は小さいので、仮に放っておいた場合には、その臓器の機能不全で死ぬまでには何年もかかります。転移で亡くなる場合には「単臓器不全」であることを思いだしましょう（P.46）。

より良い化学療法？

●抗がん剤の「毒性曲線」

これだけ医学が進歩しているのだから、世の中にはベターな抗がん剤が存在するのではないか。化学療法の成績不良は、抗がん剤の選び方や使い方が正しくないからではないか。などの疑問もありえます。

そこで米国にて、「非小細胞型」肺がん3B期～4期、いわゆる「進行期」の患者1200人を4つのグループに分け、それぞれ異なる「抗がん剤の組み合わせ方（レジメン）」で「比較試験」を実施しました。

各レジメンは、2つの抗がん剤を用いており、第三世代の化学療法と呼ばれています。**図6**（P.88）はその結果です。どの組み合わせ方も、生存曲線に大差なく、それぞれ半数が治療開始後8か月で亡くなっています（N Engl J Med 2002;346:92）。

こういうグラフを見せられると、「やっぱり肺がんはタチが悪いんだ」と納得して終わってしまう方がいますが、もう少し考えましょう。

この患者たちのなかには、元気なのに検査で見つかった肺がんが含まれています。そういう肺がんは転移があっても、生命の危険が生じるまでには相当の期間を要します。つまり放っておいても、なかなか死にません。その生存曲線は、**図1**（P.48）の「生存曲線B」のように

図６　進行期肺がんの抗がん剤治療開始後の生存期間

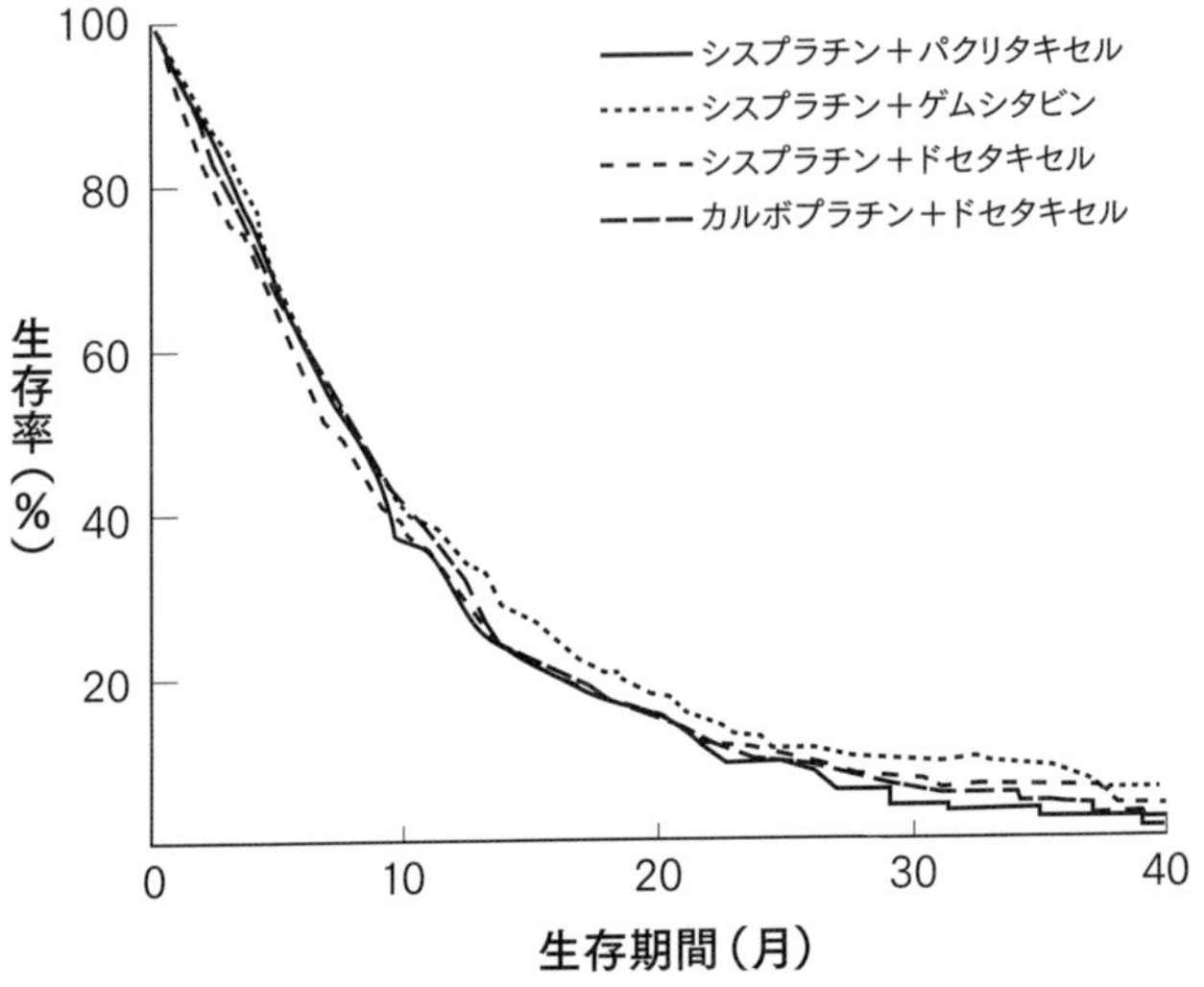

１００％のところを横ばいに進むはずです。ところが抗がん剤治療をうけると、バタバタと亡くなっていくのです。そのため、**図６**のグラフは、「生存曲線」というより、抗がん剤の毒性を表した「毒性曲線」と考えるべきです。４本のグラフがほぼ重なるのは、各レジメンは毒性の出方がほぼ同じになるよう、専門家たちによって抗がん剤の種類や量が調整されてきたことの表れ、と考えるのが真実に近いでしょう。

なお**図６**や、**図５**（P.84）で、抗がん剤グループの生存曲線が、治療を開始した直後から下落していくのは、１度うけただけで死亡するケースがあるからです。

「追跡調査」不十分が、治療成績を上げる

●生存期間の延長？

近時、がん薬物療法の専門家たちから、勇気づけられる言葉が聞かれるようになりました。「20世紀中は、肺がんで再発した人の半分が1年で命を落としていました。しかし薬物療法の進歩で、今は5年たっても半分以上の患者が生きている」と言うのです。

それが本当なら、素晴らしいことですが、疑問もあります。

21世紀になって「分子標的薬」や「免疫療法剤」など多数の新薬が承認されていますが、比較試験では、これら新薬による生存期間は、抗がん剤のそれと大差がないのです（後述）。

それなのに「成績が改善した」いちばんの理由は、患者さんたちが治療後に生きているのか亡くなっているのかを調べる「追跡調査」が不十分だからでしょう。

●追跡調査の実施

僕は慶應大学病院で治療をうけた、それぞれ数百人の、様々ながん種の患者たちの追跡調査をしたことがあります。治療成績を把握しなければ、治療の改善策も生みだせない、と思ったからです。そこで、患者さんの自宅に電話をかけるなどしたのですが、追跡調査を進めるほど、生存率は低下しました。たとえば舌がん2期では、外来・入院カルテの記載から計算した「5年生存率」は67%だったのに、調査修了後の5年生存率は48%になっていました（癌の臨床 1986;32:501）。これはカルテに、自宅や他施設で亡くなられた事実が書かれていないからです。

昔は病棟で亡くなる人もいたので、カルテに死亡の事実が記されることもありました。しかし今日では、がん患者は原則として、治療をうけた病院では亡くなりません。治療をやり尽くすと、医師は「もう薬物療法はできません」、「緩和ケアに切り替えましょう」と言って、病院から追放するのです。——追い出された時点では生きているので、カルテの上では、亡くなった人はいないことになり、計算上の生存率が高止まりします。

こうして、「肺がん4期の5年生存率が60%」などという医学常識はずれの治療成績がウェブその他で喧伝《けんでん》されることになるわけです。

副作用のない抗がん剤？

●不可解な「急死」の原因

化学療法を勧める医師たちの常套句《じょうとうく》は、「最近は副作用のない、よい抗がん剤があります」です。本当でしょうか。

ピアニストの中村紘子さんは、4期の大腸がんで化学療法を始めたところ、副作用に苦しんで中断。その後、がん研有明病院へ転院して化学療法を再開したら、副作用がまったくなかったそうです。しかし化学療法をつづけているうちに、中村さんは急死されました。抗がん剤の副作用であるはずです（詳細は『眠ったがんを起こしてはいけない。』で解説）。

●患者が認識できる「副作用」を止める

副作用がなかったのに、副作用で亡くなる。これは「副作用」の意味が違うからです。

吐き気やダルさなど、化学療法が始まってすぐに経験する辛い症状が、患者さんたちがよく訴えるところの「副作用」です。これは、副作用を防止するクスリを使えば、消すことができます。それで患者さんたちは、副作用のない抗がん剤が誕生したように錯覚します。が、実のところは、抗がん剤は従来から存在するものを使っており、吐き気止めなどの副作用を止めるクスリが進歩しただけです。抗がん剤で一番こわい「副作用」は、正常細胞に対するダメージです。抗がん剤を打ったり飲んだりするたびに、骨髄、腎臓、心臓、肺など重要臓器の細胞がダメージをうけ、あるいは死滅します。

細胞が生きのびた場合も、もとの状態には戻らず、ダメージを負ったままです。そして次の抗がん剤により、細胞のダメージは大きくなり、患者さんは死にやすくなります。

●「副作用止め」のデメリット

ところで、化学療法で吐き気やダルさなどの辛い症状がでると、それが契機となって抗がん剤を早めにやめる決心がつきます。しかし副作用止めを使うと、辛い症状がでないので、患者さんは楽観し、あるいは油断して、ダラダラと化学療法を続けることになりがちです。そして毒性が各臓器に蓄積していき、本人の死期が早まります。

優秀な副作用止めが導入されたことにより、毒性死が増えているのは疑いありません。

患者さんが身を守るためには、毒性のない抗がん剤は存在しえない、副作用止めでは毒性を防止することができない、と観念してください。「副作用のない抗がん剤」と言い募る医師たちは、大ウソつきであるのです。

抗がん剤治療は、英語では「細胞毒性化学療法」と呼び、抗がん剤は、公式に「毒薬」に指定されています。ただし抗がん剤によって、毒性の出方に違いがあり、どの臓器がやられやすいかは異なります。しかし抗がん剤を使いつづければ、やがて「毒性が蓄積」し、いずれかの臓器が機能不全におちいり、本人が死亡することは確実です。

「＋抗がん剤」の補助化学療法

がん手術のあと、もしくは前に、抗がん剤治療をすることを「補助化学療法」と言います。

胃がん、肺がん、大腸がんなど、ほぼすべての「がん種」で実施されています。

1970年代に米国で、乳がん術後患者たちを、「①補助化学療法アリ」と、「②補助化学療法ナシ」のグループに分け比較試験を行なったところ、①の補助化学療法をしたグループの生存率が上昇しているように見えました（N Engl J Med 1975;292:117）。

乳がんは種々の固形がん種のなかで、抗がん剤が最も効きやすいというのが専門家の常識です。

そこで僕は、1980年代に乳房温存療法をはじめた際、強力な抗がん剤を複数併用した「補助化学療法」を実施しました。結果、種々の理由から、補助化学療法の効果に対する疑念がわいてきたのですが、当時は他に信頼すべき比較試験結果がありませんでした。

「補助化学療法」が無効な事実

●信頼できる「比較試験」結果

ところが2016年に、決定的な比較試験が登場したのです。

この比較試験は、フランスなど欧州諸国の112のがん治療病院で、乳がんの1期〜2

期の6693人を集め、臓器転移がひそんでいると考えられる〝ハイリスク患者〟を選出しました。彼女らを2班にわけ、一方は手術だけの「①乳房温存療法もしくは全摘手術」で治療し、他方は補助化学療法を加える「②手術＋抗がん剤」で治療しました。

結果、両群とも、臓器転移の出現率は、8年後までておよそ10％、生存率は約95％で差がありませんでした（N Engl J Med 2016;375:717. なお生存率のグラフは、乳がんの項に置きました（P.313）。この比較試験についてもっと知りたい方は［近藤誠がん研究所HP重要医療レポート01］参照）。

この結果は「補助化学療法が成績を改善するはず」と信じていた乳がん治療医たちにとって、驚天動地の事態でした。結果に自信があったため、補助化学療法が有利になるようデータを操作することもなく、素直な結果が出たのだと思います。

この比較試験は、患者数も多く、補助化学療法が無効という確固たる証拠です。もしこの試験結果を信頼しないとすると、世の中に信頼できる比較試験は（手術などのそれも含め）ひとつも存在しないことになります。

●現在の「補助化学療法」

結果発表から4年経った現在。世界中の病院で、乳がん補助化学療法が、いまも昔のまま行われています。この比較試験を行った病院でさえも…。

つまり、がん治療医たちは、治療法が無意味・有害だと確定しても止めないのです。医師にとって、がん治療はビジネスだということです。

●抗がん剤治療の口実「脳梗塞」

患者さんが抗がん剤を断っても、医師はあの手この手で勧めてきます。なかでも最近（2019年）、驚愕した理由づけがありました。

抗がん剤を拒否した肺がん4期の方が、同じ総合病院内の緩和ケア医と面談したときのことです。

その医師から「緩和ケア病棟に入った患者さんの3割が、脳梗塞を発症する」、「それを予防するためにも、抗がん剤治療を受けたほうがいい」と言われたというのです。

その何が問題か。手術の合併症のところで述べたように（P.60）、がんが存在しても、それが原因で脳梗塞が生じることはほぼ皆無です。僕は無治療患者や、抗がん剤を断って終末期を迎えた人たちをおぜい診てきましたが、脳梗塞を発症した方は一人もいませんでした。

その緩和ケア病棟で脳梗塞が多発しているのは、抗がん剤でからだがボロボロになった人たちを、もっぱら収容しているからでしょう。そういう患者さんたちは生命力が衰え、飲食にもこと欠き、脱水状態にあります。結果、血液が濃縮して脳の血管内で凝固して脳梗塞を発症するのだと思います。

それにしても「3割」もが発症するとは。医師の言うことを聞いていると、どんなにひどいことになるか、よく分かります。

また、抗がん剤の副作用である脳梗塞を（抗がん剤をやめさせる理由にするのではなく、逆に）、生命力が尽きかけた緩和ケアの患者たちに、抗がん剤を勧める口実に使うという、恐ろしいことが臨床現場で行われていることもよく分かりました。世の中には、抗がん剤が大好きな緩和ケア医がいる、ということも覚えておかれるとよいでしょう。

「分子標的薬」

がん新薬

抗がん剤に代わる「夢の新薬」とうたわれて登場した、「分子標的薬」。実状を正しく知ることで、患者さんやご家族にとって有効かどうかを考えましょう。

「夢の新薬」の限界

●分子標的薬

「分子標的薬」の開発は1990年代から盛んになり、さまざまながん種に対して、多くの分子標的薬が世界各国で承認されています。がん種によっては、「最初の治療薬」の地位を獲得しているほどです。

抗がん剤が正常細胞までをも攻撃するのに対し「分子標的薬」は、がん組織の「特定の分子（たんぱく質）」だけを攻撃する目的で開発されました。しかし、がん細胞は正常細胞から分かれた、いわば「分身」です。がん組織に存在する「特定の分子」は、正常組織にも存在しています。結果、「分子標的薬」が投与されると、正常組織もやられて、激しい副作用症状が生じます。

残念ながら分子標的薬といっても、「ピンポイント爆撃」のようなことは不可能で、正常細胞もろとも無差別に攻撃する抗がん剤と、大きな違いはないと言えます。

有効な「分子標的薬」

●延命効果がある「イマチニブ」

ただ、「分子標的薬」全てが無効というわけではありません。

血液がんの一種「慢性骨髄性白血病」に対する分子標的薬の「イマチニブ」。その効き目はあまりに印象的だったので、米国でも日本でも、比較試験の結果を待たずに承認され、文字通り抗がん剤にとって代わり、「イマチニブ単剤投与」が標準治療になりました。

なぜ血液がんのイマチニブは成功したのか? 理由は、イマチニブが狙うべき「新顔タンパク質」は、白血病細胞内にしか存在せず、標的である「新顔タンパク質」の働きをほぼ完全に止め、白血病細胞の数を激減させることができたからです。

ただ、白血病細胞の中にしかない「新顔タンパク質」を狙うとはいえ、正常細胞の諸分子の働きを少なからず阻害することもあります。結果、結構きつい副作用が生じるので「劇薬」に分類されています。それでもイマチニブは、明白な延命効果があるため、優秀なクスリといえます（P.186）。

固形がんに対する「新薬」

●正常細胞も激しく攻撃する「アバスチン」

次に、固形がんに対する「分子標的薬」の典型例として、大腸がん・肺がん・卵巣がん・子宮頸がん・乳がん・悪性神経膠腫（注：悪性の脳腫瘍）への投与が承認されている〝ベバシズマブ〟商品名「アバスチン」について見ていきましょう。

2018年の「アバスチン」の売上高は、国内だけで1138億円。すべての医薬品のなかで断然トップです（IQVIA調べ）。この金額からは、ずいぶん優秀なクスリのように受け

図7　臓器転移がある大腸がんの比較試験結果

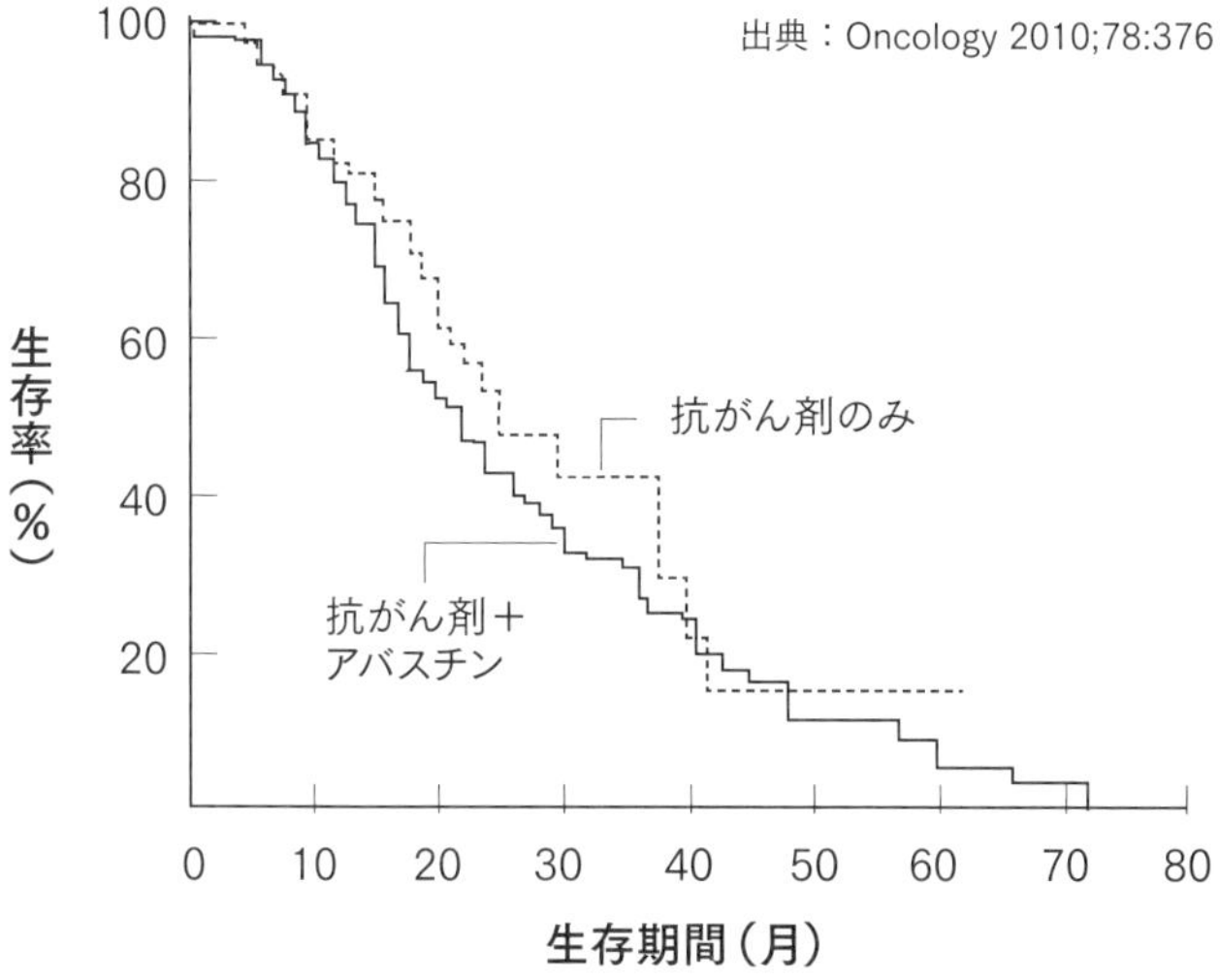

取れますが、実力はどうか。

このアバスチンが狙うべき分子も、〝固形がん組織〟にある「タンパク質」です。

ただ、このタンパク質は、人の生命活動に必須の分子で、〝正常組織〟に多数存在します。

結果アバスチンの投与は、ショック、消化管穿孔《せんこう》（穴が開いて、直腸と膣がつながる、食道と気管がつながる等）、消化管出血、脳出血、高血圧性脳症、脳梗塞（脳の血管が詰まる）、心筋梗塞、肺梗塞、骨髄抑制（白血球、赤血球などの減少）、感染症、うっ血性心不全、間質性肺炎、等々…重大な副作用を引き起こします。

がんも攻撃するが、正常細胞も激しく攻撃するため副作用がひどく、急死することが多いのです。

それにアバスチンは厚労省により、他の抗がん剤との「併用」が義務づけられており、アバスチン単独使用での「がんの縮小効果」を知ることはできない仕組みになっています。処方する医師も、打たれる患者も、アバスチン独自の「がん縮小効果」を確かめることができない一方、効果に対する疑念もわきにくい。なかなか巧妙なシステムです。

「比較試験」の闇

●がん新薬の承認システム

延命効果のない（P.101図7）がん新薬「アバスチン」が承認された理由を検証します。

がん新薬の承認にむけて、製薬会社は「比較試験」を実施します。そして「有効」という試験結果が得られると、各国の行政機関に、新薬としての承認を求めます。日本であれば厚労省、米国であればＦＤＡ（アメリカ食品医薬品局）です。

ただし厚労省の役人が直接「諾否」を決めるのではなく、厚労省の傘下にある、大学教授など医学・薬学の専門家たちからなる「審議会」が審査をする、というのが建前です。

●「審議会」の流れ

審議会委員の人選は、厚労省が行います。

つまり役人のお眼鏡にかなわなければ、委員には選ばれず、その結果、仲間内で大きな顔もできないし、将来の受勲も遠のきます。

したがって審議会では、厚労省の役人が決めた筋書き通りにことが運ぶのです（審査の実態は、ワクチン審査についてですが、『ワクチン副作用の恐怖』文藝春秋、に詳しく載せました）。

そして厚労省の役人にとっては、天下り先である製薬業界の繁栄をはかることが最優先で、国民の健康やいのちは二の次になっています。

では、審議会で審査される「比較試験のデータ」は、どのように作られているのか。

〈比較試験データができるまで〉

●まず、製薬会社が比較試験を計画する。

⬅

●つぎに大学教授などの「上級医」に声をかけ、「実行委員会」を組織する。委員には、①製薬会社から研究費をもらっている、②会社の顧問になっている、③講演料をもらっているなど、金銭的な結びつきが強い医師が選ばれる。

⬅

●比較試験のプランが決まると、実施に移される。そのとき、できるだけ多くの臨床医に声をかけ、試験の実施担当医師になってもらうのがポイント。自分の患者たちに被験者となるよう勧めてもらうため。被験者ひとりにつき、数十万円～数百万円の「研究費」や「診療費」という名の報酬が医師や病院に渡される。

⬅

●医師が引っ張りこんだ被験者の数は、その医師や病院の「実力」を示すものとして評価される。数が多いほど、「論文の著者」に名を連ねられるチャンスが増える点が重要。

●理由は、がん新薬の比較試験結果は、「ニューイングランド・ジャーナル・オブ・メディスン」や「ランセット」など、欧米の最高ランクの医学雑誌に掲載されるから。

●医学雑誌は、それぞれ1本の論文につき「何ポイント付与」というランクが決まっている。並レベルの医学雑誌だと数ポイントしか獲得できないのに、それら最高ランクの雑誌だと、論文1本で数十ポイントも獲得できる。

●各医師は、生涯獲得ポイント数が多くなるほど、出世に有利になる。

●臨床医たちは、論文の著者欄に自分の名を載せてもらうことに一所懸命。つぎの比較試験に際しても、ぜひ声をかけてほしいという下心を持つ。結果、製薬会社や実行委員会には決して逆らわない。

●製薬会社は医師と秘密保持契約を結ぶので、インチキが外部にもれない。

「新薬」は打たず、飲まず、拒否すべし

●がん新薬の厚労省承認

いくら新薬を承認したくとも、「名目」が必要です。「比較試験で生存期間が延長しなかった」では、アバスチンの承認はできません。でも、生存期間の延長を示すのは難しい。そこで、〝がんが増大せず、かつ、患者本人が生きている割合〟「無増悪生存率」が改善したから、というのが厚労省の言い分です。

「無増悪生存率」の改善によりアバスチンが承認されたのが「転移性乳がん」です。しかし、米国で行われた転移性乳がん700名余の「①抗がん剤のみ」と「②抗がん剤＋アバスチン」の比較試験結果は、両者の生存期間は変わらず、アバスチンは無効と言わざるをえません（N Engl J Med 2007;357:2666. 生存期間のグラフは、近藤誠がん研究所HP重要医療レポート09「がん新薬の闇」を参照のこと）。

他のがん新薬も、この「無増悪生存率」が改善したという理由で、厚労省に承認されています。しかし「無増悪生存率」は、「がんが増大したかどうか」が判定につかわれているため、

「生存率」以上に人為的に操作しやすく、インチキの温床になっています。

アバスチンの使用頻度が高い大腸がんにおいても、アバスチンは生存期間を延ばさないことがはっきりしています（P.101図7）。しかし厚労省は、「抗がん剤との併用を条件に」、アバスチン投与を承認しました。

結果、患者や世間は「抗がん剤に代わる」新薬を欲していたのに、抗がん剤に「上乗せして」アバスチンを使うよう仕向け、副作用も金銭的負担も倍増させたのです。

〈結論〉

- 製薬会社が主導し、製薬会社と金銭的な結びつきが強い医師たちが実施した、がん新薬の比較試験の結果は、全然信頼できない。
- 間違いないことには、「がん新薬」にも「抗がん剤」同様の強い副作用がある。
- したがって、固形がんに対するがん新薬は①打たず、②飲まず、③拒否する、という心構えが必要。

免疫細胞の集中攻撃を引き起こす

がん免疫療法

2018年に京大特別教授・本庶佑《ほんじょたすく》氏がノーベル生理学・医学賞を受賞するきっかけになった「オプジーボ」。これを例にがん免疫療法について検討しましょう。

オプジーボとその実力

●自己を守る「免疫チェックポイント」

人間の体には、細菌などの「外敵」を攻撃・排除する目的で「免疫システム」が備わっています。免疫システムは、自分自身の臓器や組織（自己）に変異遺伝子が生じ（それを設計図とする）「新顔タンパク質」が発生したときも「非自己」とみなし、攻撃します。

しかし変異遺伝子と「新顔タンパク質」は、多少なりとも全細胞に存在するので、免疫細胞の攻撃から「自己」を守るシステムとして、免疫細胞が正常細胞を殺そうとしたときに「待った」をかける「免疫チェックポイント」が存在します。要するに、「免疫チェックポイント」の第一目的は、免疫細胞の攻撃から正常細胞を守ることにあるのです。

がんを免疫が叩けないわけ

「がん細胞は敵なのか」（P.51）で、免疫システムに「がん細胞」だけを攻撃する機能が備わっていない。とお話しましたが、その続きです。

「免疫チェックポイント」にとっても、がん細胞は、正常細胞から分かれた酷似した存在です。結果、正常細胞が「免疫チェックポイント」により保護されるのと同様に、がん細胞に新顔タンパク質が存在していても、免疫細胞は攻撃できないのです。

「免疫チェックポイント」阻害剤

重大な副作用をもたらす

ノーベル賞をとった「オプジーボ」は、この〝免疫チェックポイントを阻害するクスリ〟で、「キイトルーダ」「ヤーボイ」「テセントリク」なども同じです。以下でオプジーボについて述べることは、それら類薬にもそのまま妥当します。

「免疫チェックポイント阻害剤」を投薬されたからだの正常細胞は、リンパ球など免疫細胞の（新顔タンパク質に対する）集中攻撃に見舞われます。

結果、大腸の炎症、肺炎、肝機能障害、脳神経系の障害、心臓の炎症、筋肉の炎症、血液をつくる骨髄の障害、ホルモンをつくる副腎などの障害、腎臓の障害、重症の糖尿病など、死にいたる重大な副作用をもたらし、それぞれの副作用で多数の患者さんが亡くなっています（JAMA Oncol 2018;4:1721）。

健康人にこれらの症状が自然発生的に生じると、「自己免疫疾患」と呼ばれます。免疫チェックポイント阻害剤は、わざわざ自己免疫疾患を引き起こす薬物なのです。

思うに人類は、免疫システムがなければ、細菌やウイルスの攻撃から身を守れず、いままで存在できなかったはずです。自己と他者とを区別し、自分自身を存続させるのが免疫です。その免疫が自己に対して牙をむくのを防止する装置が免疫チェックポイントです。

オプジーボは、わざわざ防御装置をはずして、自己を攻撃するように仕向けるわけです。免疫チェックポイント阻害剤によって、おのれ（自己）は自分の「敵」になる。副作用で患者たちが大量死しているのも当然です。

予測できない副作用

オプジーボの副作用は、ある意味抗がん剤以上に危険です。特徴は、予兆なく突然生じ、発症時期が予測できないことです。オプジーボは通常、2週おきに投与しますが、1回目の点滴で発症することもあるし、半年後に発症することも、予定した治療が終了したのちに発症することもあります。

免疫細胞による臓器や組織の破壊は、しばしば徹底的で、人は死にいたります。免疫システムには、細菌やウイルスなどの「外敵」を完全に死滅させようとする性質があり、その攻撃力が正常細胞にむけられるためです。

がんに対する効果

「細胞毒性抗がん剤」と同程度の実力

「オプジーボ」のがんに対する効果をあらわす「有効率」は評判の悪い「細胞毒性抗がん剤」

と同程度の1～3割です。

それに有効といっても、「治った」とか「延命した」という意味ではなく、「がんの直径」が3割以上縮んで、7割未満になった（がん細胞数でみると、三分の一未満になった）、という意味です。つまり有効例でも、がん細胞の大部分は生き残るので、がん病巣は再増大します。

オプジーボを投与してもがん細胞が生き残る理由のひとつは、免疫チェックポイントが複数あるからです。たとえ1つのチェックポイントを阻害しても、他のチェックポイントががん細胞を守ることが多いのです。

がん細胞は、原理的には1個でも生き残れば、再増殖し、病巣が再増大してきます。

これに対し、臓器や組織では、それを構成する細胞が三分の一になったら大変です。多くのケースでは、患者さんが死ぬでしょう。これがオプジーボではがんが治らず、副作用で死ぬ、根本原因です。

●各国政府に承認された実態

延命効果がない「オプジーボ」は、なぜ各国政府によって承認されたのか。

抗がん剤との比較試験で「延命効果」が認められた、というのが理由ですが、本当に優れているがん新薬は「イマチニブ」(P.99)のように、比較試験なしでも承認されます。比較試験結果を待たなければ承認できなかったオプジーボ(その他の類薬)の実際のデータを見てみましょう。

オプジーボ比較試験の虚偽

●追跡調査の手を抜くと「生存成績」が好転する

オプジーボは「臓器転移があるメラノーマ」(悪性黒色腫)に対して、真っ先に承認されました。**図8**が、承認の決めてとなった比較試験の結果です。抗がん剤の生存期間のグラフと比べ、オプジーボのグラフがはっきり良好です。各時点での「生存率」が上がっていて、後半、横ばいになっていることから、延命どころか「治癒」さえ達成できるような気がします(A試験。N Engl J Med 2015;372:320)。

「転移性メラノーマ患者」の比較試験

図8　承認の基礎になったA試験

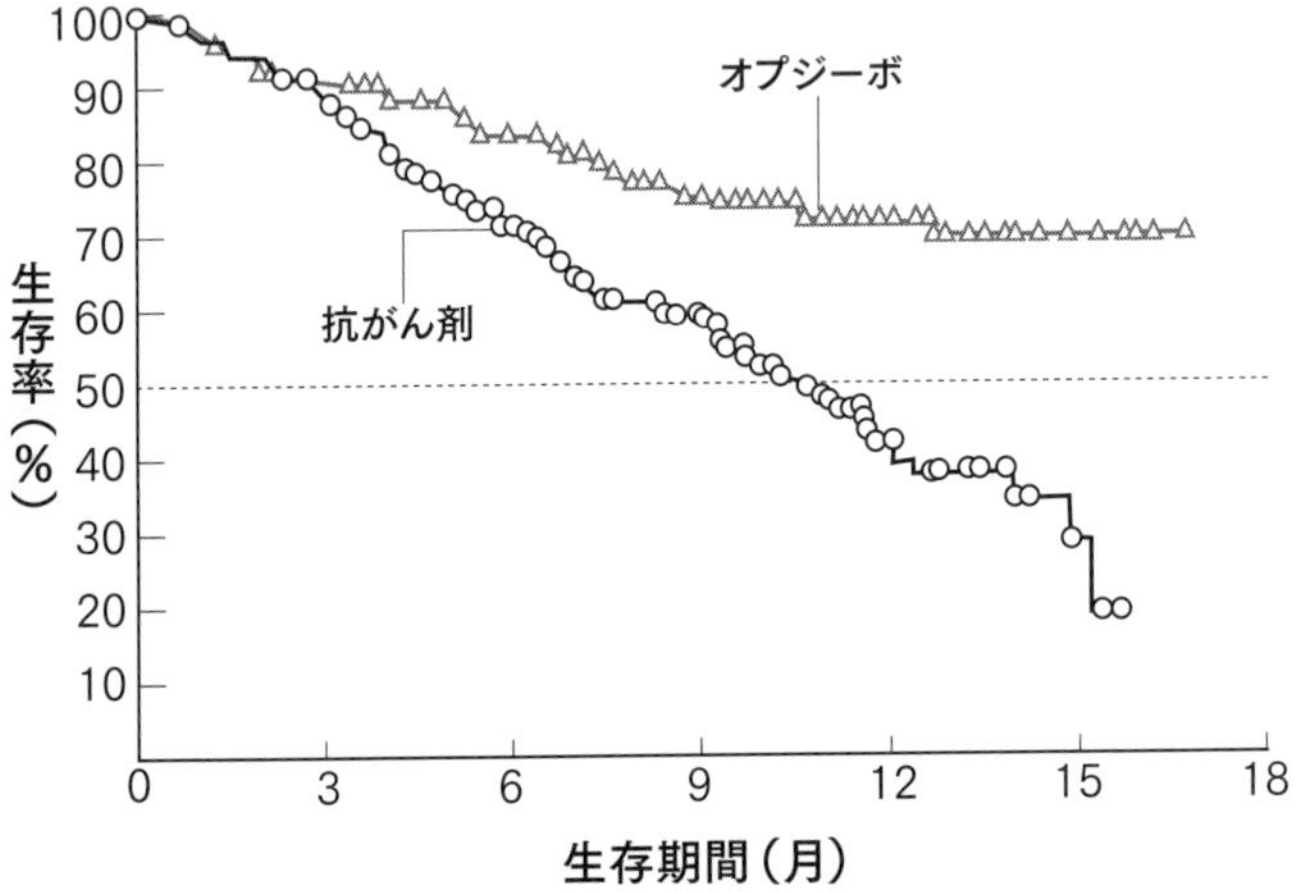

図9　別の医師グループが行ったB試験

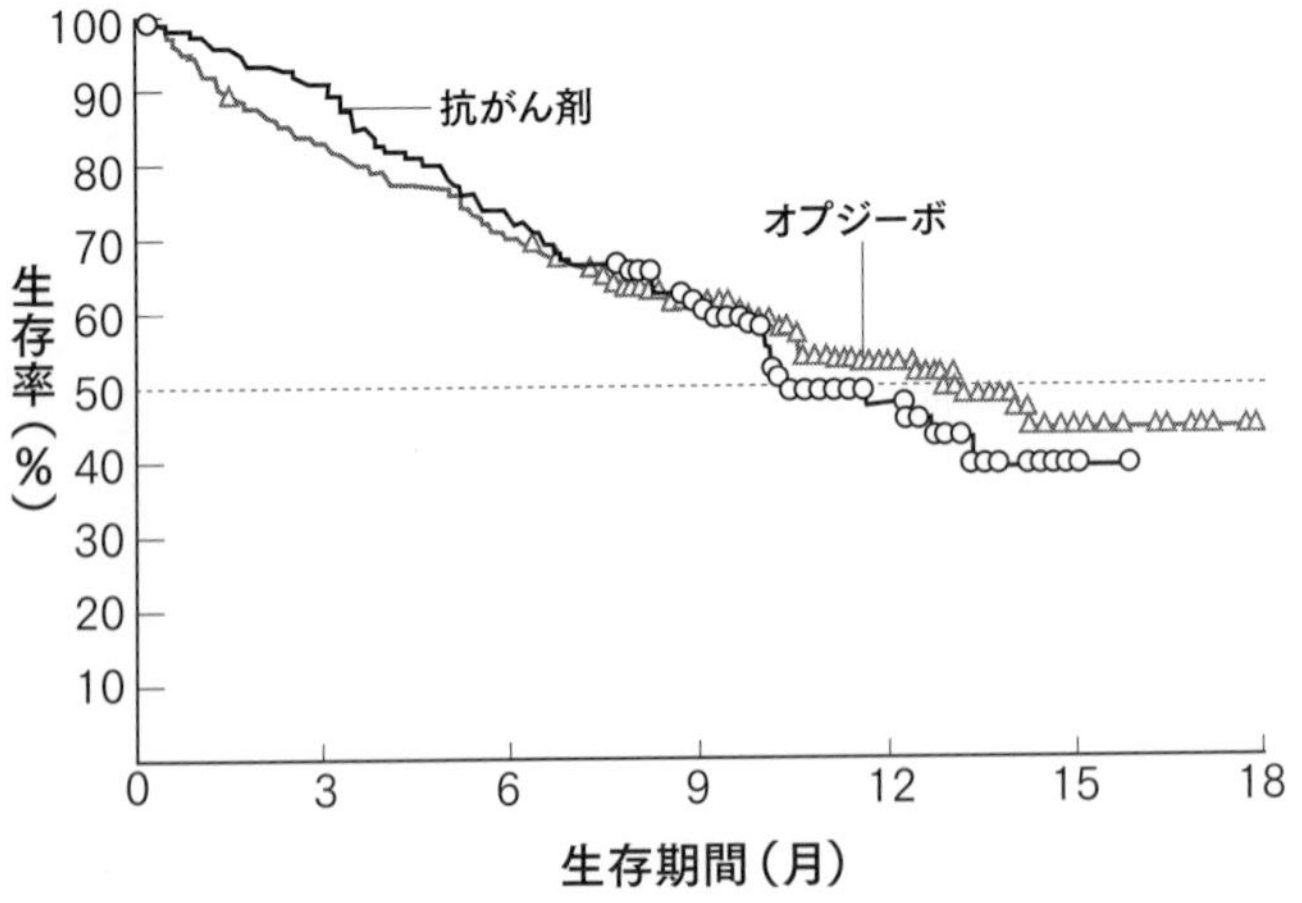

ところが、です。別の医師グループが同じく、臓器転移があるメラノーマを対象として、似たような比較試験をおこないました。その結果が図9で、オプジーボのグラフは抗がん剤のそれとほぼピッタリ重なっています（B試験。Lancet Oncol 2015;16:375. 図はオプジーボ・インタビューフォームから2017年7月アクセス）。

どうしてこうなるのでしょうか。

A試験とB試験はどちらも、転移性のメラノーマ患者を対象とし、抗がん剤とオプジーボを比べているので、これほど結果に差がでるのは「矛盾」です。

矛盾がでるのは、どちらかのデータが間違っている、ということです。

どちらの試験も、製薬会社が実施し、金銭的なつながりが深い医師たちが担当しているので、原則、信頼性に欠けます。ただ、わざわざデータを操作して試験データを改悪する会社や医師はいないので、B試験の結果は信頼できるでしょう。

つまり承認の基礎となったA試験のほうに、なんらかのデータ操作があったのです。ではどんなインチキか。

グラフに、丸や三角の印がついていますね。これが「インチキの種」ないし「仕掛け」です。これらの印は、その時点では被験者が生きていたことを表します。被験者は定期的に、試験担当医を訪ねて診察をうけ、そのときは生きていたのだからと、グラフに印をつけます。

しかし転移したメラノーマは極めてタチが悪く、ほとんどの被験者は、試験開始から数年以内に亡くなります。その多くは自宅や緩和ケア病棟（ホスピス）などで亡くなるので、試験担当医が「追跡調査」をしないと、死亡した事実は知られずに終わります。

つまり試験データ上は、①最後に担当医を訪れたときに生きていた、②その後も死んではいない、と扱われます。――こうして、追跡調査の手をぬくほど「生存成績が良好になる」わけです。

そうすると比較試験では、オプジーボ群だけ追跡調査の手をぬけば、死んだ人はいないか少ないことになり、A試験のように2つのグラフが離れていき、「オプジーボの効果はすごい」となるのです。

なお試験結果が信頼できるB試験（P.114図9）では、最初の6か月間、オプジーボ群のグラフが、抗がん剤グループのそれを下回っています。これはその間、オプジーボ群の死亡率が高かったことを意味します。

もし抗がん剤とオプジーボの副作用が同程度であれば、ふたつのグラフが重なってもよさそうなものですが、そうはならなかったのは、オプジーボによる副作用が強く、死亡率が上昇したからでしょう。

免疫療法剤は、抗がん剤よりも副作用が激烈でありうるのです。

このように矛盾した試験結果がでていても、ノーベル賞選考委員会は授賞を決めましたし、各国政府は承認を取り消しません。また医師たちも、何食わぬ顔でオプジーボを使い続けていて、製薬会社は濡れ手に粟の利益を上げています。

医薬の世界では、患者たちを犠牲にし、壮大な出来レースが行われているわけです。

あげく本庶氏が製薬会社に、オプジーボによる売り上げの分け前が少ない、もっとよこせ、と言い始めたのはなかなか興味深いことです。

「自由診療」のクリニックには近づかない

放射線治療

手術と比べると、臓器をのこせる「放射線治療」の良さは明らか。放射線治療の成績・合併症・後遺症をよく知ることで、担当医ときちんと相談できるよう、説明します。

「手術」が選ばれる仕組み

●相談担当は「手術医」になる確率が高い

病院で相談相手になるのはたいてい、外科医や婦人科医などの「手術医」です。仮に最初に内科を訪ねても、手術ができそうなケースは、手術をする診療科に紹介されるからです。結果、相談をしても手術医は、臓器を全部もしくは一部を切除する手術に誘導しようとし、放射線治療に対しては欠点の羅列になりがちです。そして、放射線治療医に会えず（話を聞けないまま）手術日が決まってしまうことが大半です。

それもこれも院内のパワーバランス上、放射線治療科が圧倒的に劣位だからです。そのため放射線治療医と面談できても、手術医の言い分に反対しないことが多々あります（心ならずも、でしょうが)。「チーム医療」を売り物にするがん専門病院などでも事情は同じです。

それゆえ、よその病院の放射線治療医にセカンドオピニオンを得るのが一法です。

●手術に導くための情報操作

放射線治療に関する、手術医の説明内容には、よく驚かされます。

2018年に僕の外来にこられた方は、食道がんの3期で、外科医から「放射線治療だと5年生存率は25%。しかし手術なら50%」と言われていました。そのどこが問題なのか。

食道がん3期だと、放射線治療後の5年生存率が25%程度というのはその通りです。しかし手術後の生存率は、放射線治療と同じか、むしろ悪くなります(生存期間のグラフは、中村勘三郎さんの手術経緯ともども、『がん治療で殺されない七つの秘訣』文春新書、に載せました)。

つまり外科医は、手術の成績を実際の倍以上に良く伝え、反面、放射線治療をおとしめている。こういう手合いにかかると、患者・家族はイチコロでしょう。東京・御茶ノ水にある大学病院の外科医です。

これも2018年のことですが、北陸地方の大学病院の耳鼻科医が、下咽頭がん4期の患者さんに手術を勧める際に、実際の5年生存率の3〜4倍も高い数値を言った、というケースもありました。

●放射線治療医の説明

放射線治療医の説明は一般的に、手術医にくらべると、ずっと正直です（例外は後述）。ところが、正直なために生じる悲劇もあります。

外科医の抵抗を押し切って放射線治療科を紹介してもらった食道がんの患者さんが、放射線治療の合併症や後遺症の「詳細な説明」をうけてビックリ仰天。外科医は、「術死の可能性」など手術の欠点をほとんど説明していなかったので、患者さんは、手術のほうがベターだと思いこんでしまった。そのため手術をうけ、術後すぐに合併症のために逝去した、という話を聞きました。

本書では、放射線治療の欠点についても、しっかり解説します。どういう治療も、それを受けるにしても受けないにしても、よく理解したうえで決めてほしいからです。

「放射線治療」の基礎知識

●がんを狙う「エックス線治療」

たんに「放射線治療」と言うと、体の外から放射線をあてる「外部照射」です。「リニアック」という電気仕掛けの「照射装置」からでてくる「超高圧のエックス線」を人体に向けて照射します。その際、がん病巣への「線量」がなるべく多く、周囲の正常組織への線量ができるだけ少なくなるように、照射方法を工夫します。

工夫の極致は「高精度放射線治療」でしょう。「強度変調放射線治療」（IMRT）と「ピンポイント照射」（正式には「定位放射線治療」）があります。前者は、どの方向からどの程度の線量を当てるかをコンピュータで計算し、コンピュータ制御によって照射します（ピンポイント照射は後述）。これらは、機器の性能などの関係で、実施していない施設もあります。

リニアックを使った外部照射では、1回の治療あたり「2グレイ」という「放射線の線量」を週5回かけるのが原則です。つまり1週間で「10グレイ」。これを何週つづけるかで、「総線量」が決まり、5週間だと「50」グレイです。総線量をどれくらいにするかは、がんの再発率の高低とともに、合併症や後遺症が生じる危険性の高低を考えて決めます。

「粒子線治療」

●正常細胞にダメージを与える「重粒子線治療」

外部照射の方法には、「陽子線」や「重粒子線」を使う、いわゆる「粒子線治療」もあります。がん病巣に集中して放射線を照射できる、というのが能書きです。しかし、IMRTやピンポイント照射という「高精度放射線治療」が普及した今日では、粒子線治療の存続意義はほぼ消滅しました。

ことに重粒子線は、細胞を破壊する力が強いため、正常組織に将来どんな副作用が生じるかが分からない。その一方、重粒子線をつかっても、患者の寿命が延びる証拠がないので、原則として受けないほうがいい。なかでも、前立腺がんに対する重粒子線治療は大変危険です（副作用の実態は、『これでもがん治療をつづけますか』文春新書、に載せました）。

放射線による合併症・後遺症

死亡に直結する重大な副作用

外部照射中に生じうる、重大な合併症や後遺症のうち、患者さんの死亡に直結しうるもの。

〈命に関わる副作用〉

- 胸部照射により、「放射線性肺炎」（間質性肺炎）や、心臓をつつむ袋に水がたまる「心のう炎」。
- 腹部照射により、消化管の穿孔《せんこう》（穴があくこと）や出血が生じると、生命の危険がある。
- 肝臓照射により、肝臓全体に放射線がかかると、放射線に弱い臓器のため、急性肝不全が生じて亡くなることがある。

生活の質が著しく低下する副作用

命取りにはならないけれども、脳や背骨、口腔や耳下腺領域の照射により、生活の質（Q

OL）が著しく低下することもあります。

〈生活の質が下がる副作用〉

- 脳の「全脳照射」は「ボケ」（いわゆる「認知症」）が出やすい。
- 背骨に照射すると、脊髄が壊死して生じる「四肢マヒ」や「下半身マヒ」が起こる可能性がある。
- 咽頭がんで、口腔や耳下腺領域の照射により、味覚障害や唾液腺障害がよく生じる。食事の味がわからなくなるのも辛いが、唾液が全然でなくなると、5分おきにスプレーで水を口内にふきかけて湿らせねばならない。3食ともトロロかけご飯で流しこむ、といった生活をおくることにもなる。

これら生活の質（QOL）を大きく低下させる副作用も、照射線量が過大なときに生じます。前述したIMRTでは、こういう副作用を減らすことはできますが、ゼロにはできません。

●重大な副作用を避ける「耐容線量」

上記のように命に関わる副作用、生活の質を低下させる副作用は、医師も避けたい。そこで、各臓器・組織が耐えられる「耐容線量」が決められています。たとえば、1回2グレイで照射することを前提とし、100人に照射した場合、重大な副作用が5人に生じる可能性がある「総線量」を耐容線量とします (Int J Radiat Oncol Biol Phys1991;21:109)。

しかし、この「耐容線量」も人権無視の時代に、放射線治療医たちが勝手に決めたものなので、〝重大な副作用が出る5%〟に当たる患者や家族の気持ちには配慮していません (なお対比のために言うと、腹部や胸部の手術では、重大な合併症の発症率は5%どころではありませんが…)。

放射線治療医の中には、がんをやっつける率を上げるため、耐容線量まで照射したいと思う者もいます。治療を受諾する前に、副作用について詳しく尋ねましょう。

発がん性

「放射線発がん」について

放射線は、正常細胞の遺伝子も傷つけるので、将来、照射された臓器・組織に、別の新しいがんが生じることがあります。「放射線発がん」です。

抗がん剤も同じように「発がん性」がありますが、放射線のほうが抗がん剤より、遺伝子の殺傷力が強いので、発がん性も高くなります。抗がん剤による発がんは全身どこでも生じる可能性がありますが、放射線発がんは照射された部位とその周辺に生じます。

前述したIMRTやピンポイント照射など「高精度放射線治療」は、がん病巣部への放射線線量を上げて、周辺への線量を低くしますが、ゼロにはできない。そのため高精度の照射でも、周辺部位への発がんがありえます。前立腺への照射であれば、膀胱がんや直腸がんの発生が見込まれるわけです。

●放射線治療を受けるかどうかの判断基準

放射線治療により発がんが生じるのは、5~10年もしくはそれ以上先のことになります。したがって進行がんで、患者さんが5年後に生きのこっている確率が低ければ、発がんの可能性は度外視して、その他の観点から治療するかどうかを決めるとよいでしょう。

これに対し前立腺がんや乳がんなどで、無症状なのに検査をうけたために発見されたケースでは、がんを放っておいても長生きできることが確実です。したがって、放射線による発がんの可能性を重大視する必要があります。

放射線でがんが暴れる

●「休眠がん細胞」が目をさます

放射線治療によっても、がんが暴れだすことがあります。

たとえば、小さな肺がんをピンポイントで照射したあと、肺がんは消えたけれども、放射線が通過した肺組織のあちこちに、がんの小腫瘤が何十か所と生じる、といったケースです。

これは、照射によって「がんへの抵抗力」が弱くなった肺組織に、血液中をただよっていたがん細胞が取りつき増殖したものでしょう。つまり「局所再発」というより、転移が潜んでいる「本物のがん」の、休眠がん細胞が目をさまして増殖した「局所転移」です。

乳がんでも、乳房温存療法で照射した乳房に「局所転移」が生じることがあります。照射された乳房の正常組織が弱り、そこに血液中のがん細胞がとりつくのです。本物のがんで、かつ、過剰な線量が照射されたケースで生じやすくなります。

リンパ節の予防照射

●「予防のための広範囲照射」は無意味

外部照射の場合、よく広範囲に照射されます。理由はリンパ節転移をたたくためです。しかし、外科的にリンパ節を広く切除する「リンパ節郭清《かくせい》」は、臓器転移を予防する効果も、延命効果もないことが明らかになっています（P.66）。放射線の広範囲照射も、乳がんや肺がんなどで比較試験が実施されましたが、臓器転移を減らす効果はありませんでした。

学問的・データ的根拠がないのに、広範囲照射を実行する理由はなにか。同じく根拠がないリンパ節郭清《かくせい》が続けられているのと同根でしょう。

●「リンパ浮腫」などの後遺症を増やすのみ

外科手術後、がんを取り残したと感じた手術医は、「術後照射」を放射線治療科に依頼してきます。術後照射は、リンパ節を叩くのが主目的なので、生存期間の延長効果はなく、リンパ浮腫などの後遺症を増やすだけです。

しかし病院内のパワーバランス上、放射線科医には、手術医からの照射依頼を断る勇気がなく、術後照射が実施されてしまうわけです。結果、患者さんは、手術と放射線のダブルパンチにより、「リンパ浮腫」などの後遺症がひどくなります。

「＋抗がん剤」の化学放射線療法

●「化学放射線療法」の特徴

頭頸部がん、肺がん、食道がん、子宮頸がんなどでは、進行度によりますが、放射線とともに抗がん剤を併用する「化学放射線療法」が標準治療になっています。

しかし、抗がん剤を併用せず「放射線だけ」で治療するほうがよいケースが多々あります。

具体的には2章の各論で検討しますが、化学放射線療法の特徴をみておきましょう。

●「＋抗がん剤」で強まる副作用

放射線の照射後、初発病巣が再増大してくる率（再発率）は、抗がん剤の併用により減るはずです。部位や進行度によって異なりますが、5～10％程度は減るでしょう。

しかし放射線の副作用は、当然ながら、抗がん剤を併用すると強くなります。

頭頸部がんや食道がんでは、口内炎や食道炎が抗がん剤併用で激烈になって、食事が摂れなくなるため、治療開始前にあらかじめ「胃ろう」を設置することが少なくない、というより大変多い。この場合、治療が終わっても、摂食不可能な状態が続き、胃ろうを一生はずせなくなることもよく起こります。

抗がん剤の副作用によって、患者さんが亡くなるケースも見られます。

●「＋抗がん剤」でも死亡率は改善しない

固形がんは、初発病巣の再発によって患者さんが亡くなるケースは少なく、大半は臓器転移もしくは治療の副作用で亡くなります。抗がん剤を併用しても、臓器転移は叩けず、死亡率は減りません。

放射線サギ

●標準治療は保険適用になっている

放射線治療の領域でも、サギ的な療法が横行しています。

現在、放射線治療の世界で標準的とみなされている方法は、健康保険が適用され、比較的安価です。

たとえば乳がんの乳房温存療法での照射は、全25回で総額75万円ほど。患者の自己負担率は3割なので、20万円余で済みます。

高精度放射線治療の場合には、ピンポイント照射が総額70万円前後。ＩＭＲＴだと、照射回数によりますが、35回の照射で総額１３０万円程度。自己負担は38万円です（以上は高額療養費制度が適用されるので、もっと安くなる)。

●高額な自費診療は不要

ところがピンポイント照射やIMRTに、様々な口実をつけて、数百万単位の自費を支払わせるクリニックが増えています。それらは基本的に、健康保険の範囲内で治療できるか、高精度放射線治療をする意義が乏しいケースなので、大金を巻き上げるのはサギといえます。

僕も苦い経験があります。何年も前のことですが、骨転移の患者さんに放射線治療をする施設を紹介してほしいと言われ、都内のクリニックを紹介しました。ところがサギ的クリニックだったようで、不要な照射法で数百万円を取られてしまった。以後紹介していません。

●「増感剤」の併用

また放射線の効果を増強させる「増感剤」を、通常の放射線治療に併用するという「コータック治療」で高額自費を請求するクリニックもあります。

しかし、過去50年以上にわたり、各種の増感剤が試されてきましたが、全部ダメでした。

コータックはいまだ実験段階なので、「ダメ」と決めつけるつもりはありませんが、高額自費を支払ってまで受ける治療ではありません。通常の外部照射で十分です。

陽子線治療

陽子線治療でもサギがあります。骨転移は、基本的にリニアックによる外部照射で十分なのですが、ある陽子線の施設は、3か所の転移に別々の時期に照射して、計900万円近くを巻き上げたといいます。通常の健康保険が適用される外部照射であれば、別の機会に3か所を治療しても、自己負担額は100万円にもならないのに……(前述した乳房照射を参照)。

骨転移は、時間の経過とともに次々でてくることが多いので、サギ的クリニックにとっては、ドル箱になっているようです。

「自由診療」の放射線クリニックには近寄らない

要するに、自由診療で放射線治療をうたうクリニックには、近寄らないほうがいい。放射線治療は、病院内の放射線治療科で受ければ十分です。

UMSオンコロジークリニック

●医療ジャーナリスト絶賛の治療方法

樹木希林さんの〝全身がん〟とのつきあい方は多くの方に勇気を与えてくれました。

そのため、彼女のがんとの向き合い方・治療法は、多くの記事になり、現在も注目されています。記事のキーワードは主に2つ。鹿児島にある〝UMSオンコロジークリニック〟と〝四次元ピンポイント照射〟です。

ちなみに、UMSオンコロジークリニックは「乳がんを放射線だけで治す」とうたった放射線治療の専門施設です。

元朝日新聞科学部記者である田辺功氏は、樹木さんがピンピンしている理由は「四次元ピンポイント照射治療の効果ではないか」と語り、さらに「同クリニックでは院長の植松稔氏が開発した独自の機械を使っています。患者をベッドに固定したままベッドをスライドさせて放射線を照射するもので、呼吸などによるずれがないため、狙ったがん細胞に強力な放射線をあてられる」と解説しています（『週刊ポスト』2016年3月4日号）。

こう聞くと、独自開発の機械なのだから鹿児島に行って治療をしたくなるのが人情です。まして、長きに渡ってお元気だった方が続けられた治療法ですから。

「四次元ピンポイント照射」とは？

通常の「ピンポイント照射」は、〝たて〟〝よこ〟〝ななめ〟の3方向から照射する「三次元ピンポイント照射」ですが、〝呼吸とともに位置が動くがん病巣を「追尾」〟して照射する方法を、一次元加えて「四次元ピンポイント照射」と称しています。

現在、メーカーが開発した四次元ピンポイント照射装置があるので、特殊な治療法ではありませせし、健康保険も適用されます。ただしこの装置が使われるのは、呼吸とともに病巣位置が移動する肺がんや肺転移などの場合です。肝臓がんも、呼吸で動くケースでは、四次元照射をする場合があります。

四次元照射がどんながん種にも適用できると思っている患者さんが少なくないため、「乳がんも四次元照射で治療できる」などという話が広がっていますが、乳房は呼吸で位置が変わらないので、四次元照射を実施することはありません。

●有効なのは呼吸で動くがんのみ

注目の「四次元ピンポイント照射」ですが、〝呼吸で動くがん病巣のみに有効〟って？　樹木さんは(動かない)骨転移などを四次元ピンポイント照射で治療したんでしょ？　と疑問がわきますね。では、動く病巣のみに有効なことを医師は知らないのでしょうか？　残念ながら放射線治療医以外は知らないのが現実です。誤解や無知に気づいている放射線治療医がいたとしても、仲間を公に糾弾しないのが医師の世界の暗黙ルールになっています。

●鹿児島の機械は特別なのか？

だけど、田辺氏が「UMSオンコロジークリニックでは院長の植松稔氏が開発した独自の機械を使っている」と言っていたし、通常の「四次元ピンポイント照射」装置より優れていて、乳がんにも対応しているのでは？　と思われた方もいるはずです。では、少しご説明しましょう。

まず、いくつものメーカーが開発している市販の「四次元ピンポイント照射」装置は、患者さんを乗せたベッドは固定されていて、放射線を射出する部分（エックス線ヘッド）を動かして、呼吸とともに動くがん病巣を追尾しながら照射します。

それに対し、田辺氏が語る「植松氏が開発した独自の、患者さんをベッドに固定したままベッドをスライドさせて放射線を照射する」装置は、ベッド側が動くと主張しています。しかし、動く病巣を「追尾」してピンポイントで照射するためには、数百キログラムの重さがある治療用ベッド全体を、1分間に10数回以上ある呼吸運動にぴったりあわせて、数cmずつ滑らかに往復スライドできる装置であることが求められます。

このような装置は現時点、世界のどこにも存在しません。また、独自の「四次元ピンポイント装置」を個人で開発することもできない。メーカーはそれぞれ、巨額の費用をかけて開発をし、工夫もしています。それを凌ぐものを個人で新たに作り出すことは不可能です。

●見たはずの機械は一体何？

では田辺氏が目撃（？）したのは何なのか？　照射する部位を決めるためのＣＴ装置から引かれたレールの上を、ベッドをすべらせて、照射装置の下まで運んだ光景でしょう。このようにレールを利用してベッドを移動する装置はメーカーも実用化しています。しかし、照射装置の下に来たら、ベッドの位置は固定され、スライドできないのです。

なお照射中、第三者は部屋から追い出されるため、治療現場を目撃・観察することはできません。それが田辺氏の誤解を生んだ要因でしょう。

●植松医師の功績

乳がんには「四次元ピンポイント照射」は意味がないというけれど、ＵＭＳオンコロジークリニックの植松医師はそのことを知らないのだろうか？　そんなわけはありません。彼は、肺がんや肺転移に対する「三次元ピンポイント照射」を世界で初めて実施した人です。その功績はとても大きい。知らないなんてことはありえません。

ただ、世界で初めて行った三次元ピンポイント照射に、一般的な放射線治療装置「リニアック」を用いたため、日本中のどの施設でも実施できるようになってしまった。そうなると、開発者という看板だけでは、患者さんは集まってこない。

他方、肺のような呼吸性移動がある臓器に照射するには、四次元照射がむいているのは明らか。どの施設も四次元照射をしようと一斉に走り出したけれども、当初は手こずっていた。そんな中、彼は集客のためには他と違うことをすべきと考え、鹿児島に移籍し、四次元照射を前面に打ち出したのだと思います。

不思議なのは、「四次元ピンポイント照射」にこだわるのであれば、なぜ市販の装置を購入しないのか？　という点です。それは、「他のメーカーが販売している四次元照射装置とは違う」「世界で唯一の方式なのだ」、ということを（偽りの）看板にしてきたため、いまさら購入しづらいのだろう、と見ています（世間にこれまでのウソがバレてしまう）。

●樹木希林さんがお元気だった理由

ＵＭＳオンコロジークリニックに、画期的かつ独自の乳がん治療ができる「四次元ピンポイント装置」があろうとなかろうと、どっちでもいい。だって樹木さんは現実にずっとお元気だったのだから。と思われる方もいらっしゃるでしょう。

樹木さんは、転移がみつかっても抗がん剤治療を受けなかったことは有名です。ただ、がんが毒を出すわけではないので、例えがんが直径30㎝になっても患者さんが元気なのは当たり前なのです。むしろ、治療部位がのべ30か所以上と言われる、からだ中への過剰な放射線治療を受けなければ、今もお元気だった可能性があります。

問題点は、過剰な線量照射による「がん再発」

2019年に僕の外来に、同クリニックで放射線治療をうけた「小さな肺がん」患者の方が、後遺症を訴えて、こられました。これこそ「四次元ピンポイント照射」を行うべきケースですが、画像データや後遺症の出方などから判断すると、単なる前方と後方からの「二次元照射」でした。これでは（たいていの病院で実施できる）「三次元ピンポイント照射」でさえ、果たしてどれほど実施しているのだろうか？　との疑問がわきました。

その方の後遺症がひどかった。放射線の通り道となった「気管」が狭窄し（狭くなり）、呼吸がうまくできず、早足で歩くだけで息苦しさを感じていました。そして放射線の通り道となった、タテ・ヨコ5㎝ほどの皮膚は、メラニン色素が消失して「白斑」になり、毛細血管が拡張して一部が赤色になり、全体として「赤、白、黄色」のまだら模様になっていました。典型的な「放射線による慢性皮膚炎」で、近年お目にかかったことがない程の、ひどい状態でした。

ご本人に、どのくらいの線量をかけたのですかと尋ねたら、「121グレイと聞いています」と答えられて、これまたビックリ。1回2グレイの二次元照射であれば、総量70グレイくらいが上限でしょう。

同クリニックで治療された結果、乳がんが暴れて（放射線の通り道である乳房全体と周辺組織に広がって、途方にくれた患者さんが何人も僕の外来に来られています。線量が過剰なため、がんが暴れる頻度も高いようで、放射線の通り道であった肩に転移が生じたケースもありました。これも初めてのことです。

がんが暴れ出さず延命効果がある

がん放置療法

標準治療をした結果、眠っているがんが目を覚まし、亡くなるケースが多い。「がんもどき」、「本物のがん」それぞれのケースで延命効果が上がる方法をご説明します。

がん放置のメリット

●「休眠がん」を起こさない

がんを放っておくのは、じつは相当に合理的です。

なぜならば第一に、手術、抗がん剤などの副作用で苦しむことや、命を奪われることがないから。

第二には、がんで亡くなるケースの多くは、治療の刺激で、眠っているがんが目をさまして暴れだすためです。放置すれば、休眠がんが目をさまして暴れだすこともない。

第三には前述したように、標準治療が発がんの原因になることがあります。でも放っておくなら、その心配もありません。

総じて、がんの放置は、標準治療をうけるよりも「ラクに安全に長生き」できます。ただし、がんが「重大な症状」を引き起こしているケースでは、なんらかの「措置」が必要になることもある。場合を分けて考えましょう。

健診で発見されたがん

良性腫瘍と変わらない「がんもどき」

がん放置が最適なのは、元気で健康なのに職場健診、市町村の健診や人間ドックなどで「がん」が発見されたケースです（以下「健診発見がん」）。

健診発見がんは、自覚症状がなく、差し迫った命の危険もないため、たんに放置すればいい。それらの圧倒的多数は「がんもどき」なので、増大してくることは極マレです。とくに、検査しなければ発見されなかった乳がんや前立腺がんは、ほぼすべてが放置しても転移しない「もどき」です。

●転移能力がある「本物のがん」

これに対し、胃がん、肺がん、大腸がんなどは、健診発見がんでも、すでに転移している「本物のがん」である可能性が高くなる。ただ健診発見がんは「本物」であっても、治療をしなければ暴れだしにくいという特徴があります。

健診発見がんで一番こわいのは「すい臓がん」でしょう。がんが小さくても「本物」であるケースが圧倒的多数です。そのため医師に「早期発見」と言われても、手術をうけるとがんが暴れだし、早死にします。

たとえば九重親方（元横綱・千代の富士）は術後1年、前沖縄県知事の翁長雄志さんは術後3か月で亡くなりました。人間ドックは残念ながら命を縮めているのです（詳しくは『眠っているがんを起こしてはいけない。』参照）。

病院に近づかない

●健診発見がんは放っておく

最近、日本人全体の「がんの5年生存率」や「10年生存率」が向上しつつあるという報道をよく見聞きします。しかしこれは、厚労省が中心となって無益な健診を推進しているため、「がんもどき」の発見数が年々増えているからです。放っておいても死なないがんを治療して「生存率が上がった」と言っても無意味であるうえ、臓器を失い、後遺症に苦しみ、治療死する方が山のようにでます。

がんや治療で死なないまでも、その後には定期検査が待っています。そのたびに、「再発していないか」とハラハラドキドキ。検査項目にはＣＴやＰＥＴ検査があるため、放射線被ばくによる「発がん」の可能性が高まります（P.４５９）。そういう不利益をこうむるのは、もっぱら、放置しても死なない「がんもどき」ケースであるのです。

〈結論〉

健診発見がんは、①治療をうけない、②がんと診断されたことを忘れる、③経過観察のための検査を受けない、④新たな健診や人間ドックを受けない、⑤なるべく医者に近づかないという方針をとるのが、一番ラクに安全に長生きできます。

緩和ケアの選択

痛み、摂食・排泄困難などの辛い症状を取ることで、生活の質（QOL）が高まり、生命力が回復して寿命も延びます。緩和目的で抗がん剤を使用しないことが延命法の大切なポイントです。

緩和ケアの選択肢

●症状緩和のための「放射線治療」

出血や痛みなどの自覚症状があって医療機関をたずね、諸検査で「がん」が発見されたケースを「症状発見がん」と呼びます。放置療法というと、何も手をほどこさず放っておくイメージですが、そうではなく、辛い症状を取るために適切な処置を行います。

骨転移の場合、数か所に転移がある程度では、生命への危険性はありません。が、痛みが強い場合には、痛み止めや放射線照射によって、症状の緩和をはかるのがもっとも良い方法です（P.406）。放射線照射は前述のように、がんを治す目的で受けると、いろいろな不都合が生じますが（P.123）、症状緩和のためであれば、役にたつことが多いと言えます。

●器具を挿入する「ステント術」

気管・気管支、食道、胃十二指腸、大腸、胆管など、管状の臓器や器官は、がんによって内腔が狭くなることがあります（狭窄）。

その状態がひどくなると、食事が摂れない、息苦しい、便がでない（腸閉そく）、胆汁が排泄されないで黄色くなる（黄疸）などの症状がでてきます。これらは、放っておくと命取りになりますが、それぞれ対処法があります。

方法としては、手術や放射線もありますが、患部に管状の器具を挿入して広げる「ステント術」がよく使われるようになりました。使われる材質は、金属製の網状の筒が大半ですが、部位によってはシリコン製や、プラスチックチューブが使われることもあります。

内視鏡を用いて実施するので、「内視鏡的治療」とも呼ばれます。人工的な器具を挿入するため、「穿孔《せんこう》」や「出血」などの合併症が生じることがあるので、受ける場合にはある程度「覚悟」が必要です。それでも手術よりはラクだし、安全性も高いように思います。

なお金属製ステントと、放射線治療を併用すると、合併症の発症率を高めます。

●緩和のための「摘出手術」は危険

子宮体がん（子宮内膜がん）の場合、不正出血をきっかけに発見されることがほとんどです。365日生理のような出血が続く煩わしさから、〝症状緩和のために〟子宮摘出を希望される方がいらっしゃいます。しかし、術後に「休眠がん」が目をさまして暴れだし、命を縮めるケースが多くみられます（P.320）。症状を和らげようと選択した手術で命を縮めるのは、矛盾です。

矛盾を解消するには、根本的には、手術を受けないという選択しかありません。放射線治療も、子宮体がんに効くことがありますが、後遺症やがんが暴れだす危険性が生じます。

長生きしたいと思った場合に肝腎なのは「我慢」です。

病人のことを英語では「ペイシェント」＝「我慢する人」といいます。がんを含め病気は、症状をある程度は我慢しないと安全に長生きできない、ということなのでしょう。

●緩和ケアで生命力を取り戻す

「緩和ケア」とは、手術や抗がん剤をやり尽くした方や、手のほどこしようがない方を対象としてきました。つらい症状を取り、生活の質（ＱＯＬ）を高めることが目的です。症状が取れれば、生命力が回復し、寿命も延びます。なるべく早くにスタートすべきです。

米国で、抗がん剤を投与している肺がん患者を集めて、「①抗がん剤治療医のみが診療に当たるグループ」、「②緩和ケア医も診療に加わるグループ」に分けて比較試験を行いました。すると、②の緩和ケアを取り入れたグループのほうが、生存期間が平均で3か月ほど延びました（N Engl J Med 2010;363:733）。

この試験の責任者をつとめた医師は、来日時の講演で、「患者が緩和ケア医と相談していると、化学療法を中止する時期が早い傾向にあり、それが生存期間の延長に寄与している可能性がある」と発言しています（日本緩和医療学会　２０１２年）。ならば、最初から抗がん剤治療をうけるべきではないでしょう。

ところが日本のがん治療医たちは、この比較試験を引き合いにだして、緩和ケアとセットで抗がん剤治療を受けさせ、抗がん剤による治療期間を長引かせようとしています。それに協力する緩和ケア医も少なくないので、要注意です（P.96）。

命やお金を失うリスクも…

代替療法

がんと診断されると、三大療法を受ける、受けないにかかわらず、食事内容の変更や「サプリ」など、なにか自分にできることはないか、と思うものです。リスクがある「代替療法」もあります。ご注意を。

実行すると危険があるもの

●食事療法

細胞が「がん化」したのは、これまでの食事の影響だろう。食事を変えれば、がんも消えるはず。と考える人が多いのですが、がんは遺伝子の病気です。原因がなんであれ遺伝子が傷つくと、なにをしても元にはもどらないのです。

〝自らのがんを食事や代替療法で克服した〟と主張する医師もいますが、実は「まともな」がん治療医で、食事療法を信じている人は一人もいません。代替療法の効果を主張している中心人物(医師)たちの内心は不明ですが、もし本当に治ると信じているのであれば勉強不足・能力の欠損で医師の資格が無いですし、効果がないと知りながら商売でやっているのであればサギです。

食事療法は、ほとんどが「玄米菜食」系で、がんのエサは糖質だからと、断糖などを勧めるものもあります。いずれも教えを守ると、どんどん痩せていくのが普通で、痩せれば（がん患者でなくても）早死にします。また痩せると、からだの（がんに対する）抵抗力が失われて、がん細胞が暴れだすこともあります。食事療法にはげむ患者さんほど早死にしやすいことに、僕は自信をもっています（『医者の大罪』SB新書、参照）。

●サプリメント

かつて「アガリスク」「メシマコブ」などキノコ系のサプリが、がんを治す特効薬のようにみなされ、爆発的に売れていました。「これで治った」というケースを集めた、いわゆる「バイブル本」が数多く出版されていたのも、その風潮を助長しました。ところが法令違反があって、警察が捜査してみると、バイブル本に載ったケースはことごとく、ライターが書いた「でっち上げ」だったのです。がんをビジネスにしている人たちは、そこまでするのです。

高体温化

●体を温めて病気を治す？

セカンドオピニオン外来でも、「がんには体温を上げたほうがいいんですよね」、「どうやったら体温を上げられますか？」と質問する方が増えています。

ウェブでは、「体温の低いのがもっとも体に悪い。がんの好む体温は35℃台。体温をあげればがんは死滅する。もしステージ4で手術できなければ、体温をあげることに専念しよう」という言説も見かけました。以前には見られなかった現象です。

テレビやマスコミに出演した医師たちが、「体温は36・5℃以上が理想的」、「35℃台の方は要注意」、「毎日さまざまな方法で体を温める『温活』を始めましょう！」、「ぽかぽか美人になりましょう」などと強調するからです。なお温活とは、健康を維持するために体温を上げようとする活動の総称です。しかし、これらはウソだらけです。

●体温とがんは無関係

高体温がいいという話の出所は、新潟大学名誉教授だった安保徹氏でしょう（2017年没）。『体温免疫力』、『人がガンになるたった2つの条件』などの著書がある氏は、「体温を上げると血流がよくなり、免疫力も活性化する」、「交感神経が優位だとがん体質に。体を温めて、副交感神経を優位にすることを心がけましょう」などと語っていました。しかし、いずれも根拠となるデータがありません。

とくに「体温を上げればがんが治る」というのは、学問的にはアウトです。がん細胞は高温で死にますが、そのためには体温を43℃以上にしなければなりません。でも43℃以上になれば、からだ中のタンパク質が変性して、患者さんが死んでしまいます。

交感神経と副交感神経のどちらが優位か、を考えることも無意味です。

からだの調節システムは、そのときどきの活動や環境にあわせて、絶え間なく体調を整えています。その際、あるときには交感神経が強く働き、別のときには副交感神経が働く、というようにバランスをとっているわけで、どちらも不可欠な神経です。

がんがあっても出来るだけ、自分のからだを信じるようにしましょう。

●病人の場合、体温が高いのは危険のサイン

ところで体温が高い人では、白血球など免疫細胞の活動力が高いことは事実です。でも「温活」を主張する人たちは、因果関係を逆にとらえています。――正しくは、細菌やウイルスに感染すると、免疫システムの活動を助けるために、からだの調節システムが体温を上げる、ということです。

つまり体温が高いのは、からだに細菌やウイルスが侵入していて、その人にとって好ましくない状態にあるサインなのです。

子どもは何かに感染するとすぐに発熱し、お年寄りは発熱しにくい。これは、子どもの方がお年寄りより免疫力が高いのではなく、お年寄りの免疫システムがいろいろな病原体を経験し、慣れ、免疫システムが成熟してきた証拠とも考えられるわけです。

ただしこれらはあくまでも〝病原体〟を前提とした話で、発熱とがんを打ち負かすこととは無関係です。

近年、高体温と低体温のどちらが好ましいかを実証する調査結果が報告されました。

米国ハーバード大学の系列病院で、外来患者など35400人の体温を測り、その後どうなったかを追跡したのです。結果、平熱が高いほうが、死亡率が高かった。つまり安保氏らがダメだと言う「体温35℃台」が、死亡率が一番低かったのです（BMJ 2017;359:j5468）。

古来より、体温が高いのは病気や感染症など、不都合な状態のサインとされてきました。現代でもそれは変わっていない、ということです。

●病人と「冷え」の関係

なお、病人は〝寒がる〟とか、〝からだが冷えている〟などと言われます。しかし、それに関する研究はなく、理由は不明です。ただ、衰弱によって体熱の生産力が低下するということはあるでしょう。熱を産生するには、エネルギー源になる栄養が十分とれている必要があるし、諸臓器もしっかり働いている必要があるからです。

あくまでも、体温が下がったせいで体力が落ちるのではなく、体力が落ちた結果として体温が下がるのです。

入浴のリスク

●血圧変動と血管への負担

高体温化を勧める安保氏も「体を温めるには入浴がよい」と話されていました。

しかし、入浴で体温が高くなるという話自体が疑わしいのです。なぜなら、風呂からあがって数十分もすれば、体温はもとに戻ってしまうからです。人のからだは体温が一定にたもたれるよう、つねに調整しており、入浴で平熱が上がることはありません。

むしろ、入浴時の体温変化にともなう、血圧変化のリスクに注目したほうがいい。

- **脳出血**…冬場、温かい部屋から、寒い脱衣所で裸になると血管が収縮し、血圧が上昇する。寒いからとすぐに熱い湯（42℃以上）につかれば、さらに血圧が上昇して脳出血のリスクが高まる。
- **心筋梗塞**…しばらく湯につかっていれば、血管が拡張し、血圧は低下する、こんどは脳梗塞や心筋梗塞のリスクが高まる。このように入浴は血圧の変動が激しく、血管に負担がかかりハイリスク。

- **脳梗塞**…また降圧剤をのんでいると、入浴は一層危険。降圧すると、血の流れが遅くなって血が固まりやすくなり、脳梗塞が生じやすい。

そして長湯をすると、熱中症になって意識がうすれることが多くなります。それやこれやで、湯の中に没して溺れ死ぬことにもなる。結果、日本では風呂場で亡くなる人の推計は年間1万9000人。じつに交通事故の5倍にのぼるのです。

がんにラジウム温泉が効くという話がありますが、そのようなデータは存在せず、口から出まかせです。理論的に考えてみましょう。

ラジウムからは微量の放射線がでています。他方でがん細胞は、遺伝子に傷がついて生じるのですが、それら変異遺伝子は放射線（その他の方法）で元に戻すことができません。それどころか（ラジウム）放射線が遺伝子に傷をつけるので、長湯をしたり、頻回に入浴すると、新たな発がんを引き起こす可能性があります（放射線発がん）。やめておきましょう。

免疫療法クリニック

●副作用死が無いとも限らない

〝免疫力をあげるとがんに勝てる〟という言葉をよく耳にします。あまりによく聞くため正しい気がしてきますが、この〝がん免疫療法〟をうたうクリニックや病院が実施する「がんのワクチン療法」や「細胞免疫療法」は、効果を示した研究や比較試験がないサギ療法です。

ご自身が満足であれば仕方がありませんが、サギ免疫療法では、がんもどき間違いなしの小さな早期胃がん患者から、老後資金3000万円すべてを巻き上げることを平気でします。

もっとも従来のサギ免疫療法は、効果は無いものの副作用もほぼなく、患者さんが死ぬことはありませんでした。

しかし昨今は、副作用でよく死ぬ「免疫チェックポイント阻害剤」を併用するようになったので、危険がいっぱいです（P.110）。お金だけでなく、命を失うことになるので関わらないことです。

2章

「がん部位別」治療事典

延命効果・生活の質で選ぶ

「標準治療」とその対処法をDr.近藤が解説する

「がん部位別」治療事典について

「がん部位別」治療事典では、各がん別の症状や、発見されるきっかけについてお話ししたうえで、現時点で広く実施されている「標準治療」を提示し、解説していきます。

標準治療について

医療現場で指針となる「診療ガイドライン」で推奨されている方法を示します。専門家たちが特定の治療法を「推奨する程度」は、「A」、「B」、「C」などとランクづけされているので、ガイドラインで推奨度の高い方法を提示し、ガイドラインが刊行されていないがん種では、広く実施されている治療法を示します。

なお治療内容が、進行度（ステージ）によって多少異なる場合、進行度別に推奨される方法を記します。進行度は、ほとんどのがん種で1～4期までで、0期があるがん種もあります。

Dr.近藤解説について

「標準」といっても、からならずしも「正しい」とか「妥当」という意味を含みません。それゆえ **Dr.近藤解説** では、僕が適切と思う対処法を解説します。両者を見比べると、がん治療の問題点がより深く理解できるはずです。

●取り上げるがん種について

紙幅にかぎりがあるので、比較的マレながん種は取り上げないことをお許しください。

●総論を読んでから「がん治療事典」へ

「がん治療事典」部分は、読者が総論を読まれることを前提とし、要点のみを記しています。そのため総論で解説した、固形がんに対する「手術の問題点」や薬物療法の「無効性」などについては、繰り返しません。ただ、治療頻度の高いがん種については、ポイントを深く検討した箇所があります。他のがん種に関心がある方がたにも参考になるはずです。

- がんが暴れる問題について…すい臓がん（P.296）や子宮体がん（P.320）を参照
- 固形がんの抗がん剤について…乳がん（P.311）、肺がん（P.254）を参照
- 「免疫チェックポイント阻害剤」について…肺がん（P.254）、メラノーマ（総論P.113）を参照

標準治療とDr.近藤解説の相違について

各論を読まれると、固形がんの標準治療と、僕の意見のへだたりに疑問を感じられると思います。なぜそこまで異なるのかと。

へだたりの理由は、各がん分野の「上級医」は製薬会社との金銭的な結びつきが強固で（P.22）、手術や抗がん剤が無効・有害であると指し示す論文を無視してガイドラインを作っているためです。

その点ぼくは、公表されている論文データを、公平・忠実に取り扱います。結果、大きな違いがでるわけです。わかりやすい例を、肺がん（P.250）、胃がん（P.266）、子宮頸がん（P.326）などで指摘します。

そのほかの理由としては、がん治療医たちは、自分が提案した治療を患者さんが拒否すると「出ていけ」「もう戻ってくるな」と縁を切るのが普通。結果、がんを放置したケースを見たことがなく、自然経過がどうなるかを知らないことにあるでしょう。

「血液がん」、「絨毛がん」ほか

「抗がん剤」で治る可能性のあるがん種

すべてのがん種の1割に、抗がん剤で治る可能性があるがん種があります。ここではそれらのがん種について説明します。

治る典型は「血液がん」

全身に広がったがんや、広がっている可能性があるがんを治すためには、全身にくまなく届く薬物（抗がん剤）を使った治療が必要です。しかし残念ながら、すべてのがん種の9割は、抗がん剤では治すことができません。

ここでは残りの1割に当たる、抗がん剤で治る可能性があるがん種について解説します。抗がん剤で治る可能性があるがんの典型は「血液がん」です。なかでも代表的なのは、小児の「急性リンパ性白血病」でしょう。治療法がなかった時代には、死亡率が100％でしたが、今では80～90％が治るようになりました。

ただし半面、治った子どもたちに生じる可能性がある、発育障害など種々の後遺症や、抗がん剤による発がん性も問題になります。

大人と子どもで異なる治療成績

また同じ急性白血病でも、子どもと大人とでは、治る可能性は大きく異なります。ことに高齢者は、治らないと考えるのが妥当です。そのことは「急性骨髄性白血病《きゅうせいこつずいせいはっけつびょう》」の項で見ていきますが、人口の高齢化にともない、抗がん剤治療が向いている若年人口がどんどん減っています。そのため血液内科医が（いままでどおりの仕事量を確保しようと）高齢者にも無理な抗がん剤治療を勧める傾向が強まっているので、要注意です。

なお血液がんの中にも、「骨髄腫《こつずいしゅ》」のように、高齢でなくても抗がん剤で治らないものがあることに注意してください。

分子標的薬が有効な「慢性骨髄性白血病《まんせいこつずいせいはっけつびょう》」

これに対し「慢性骨髄性白血病」は、通常の抗がん剤治療では治らなかったのですが、「分子標的薬」の導入により、白血病細胞が出現しない状態が長く続くようになりました。

クスリの服用をやめると、白血病細胞が再出現するケースもありますが、長く出現しないケースもあるので、一応ここに含めました。

まれに抗がん剤で治る可能性がある「固形がん」

他方、全がんの9割を占める（胃がん、肺がん、乳がんなど）「固形がん」（かたまりを作るがん）は、抗がん剤で治すことができません。

ただし固形がんの中にも例外的に、「精巣腫瘍《せいそうしゅよう》」や子宮にできる「絨毛《じゅうもう》がん」のように、抗がん剤で治る可能性があるがん種があります。

これらは、肺がんや胃がんなどとは区別して考える必要があり、ここで取り上げますが、抗がん剤で治らない固形がんとくらべると、発生数はわずかです。

なお「絨毛がん」（P.192）は、免疫学的にみて、他のがん種とは異なる点があるので、そのことを中心に解説しています。

「抗がん剤」で治る可能性のあるがん種

小児急性《しょうにきゅうせい》リンパ性白血病《せいはっけつびょう》

小児の血液がんのなかでは、年に数百人がかかり、最多です（以下、本項では「小児急性白血病」と略します）。この病気の「小児」の範囲には、25歳くらいまでが含まれます。

症状

- 骨髄のなかで白血病細胞が増えるので、骨髄でつくられる「血液細胞」が減る。
- どの成分が減るかで、生じる症状が異なる。
- **［白血球減少］**…発熱、肺炎などの感染症状。
- **［赤血球の減少（貧血）］**…組織に酸素を運ぶ役目があり、だるさ、息切れなどが生じる。
- **［血小板の減少］**…血を止める成分なので、出血傾向が生じる。脳出血が生じることもある。

標準治療

●抗がん剤治療

- 小児急性白血病とわかったら、すぐにステロイドと抗がん剤による治療が始められる。

- 小児急性白血病は、さらにいくつかのタイプに分かれ、精密検査でどのタイプか判明した時点で、治療法が調整される。
- 治療が完了するまで、最長2年以上もかかる。

造血幹細胞移植《ぞうけつかんさいぼういしょく》

- 抗がん剤で白血病細胞がなかなか減らない場合には、さらに強力な抗がん剤治療が実施される。これにより、正常な血球成分がなくなり、死ぬ危険がある。
- そこで、血球をつくるもとになる、他人の「(造血)幹細胞」を移植する。
- 新生児の臍帯血《さいたいけつ》を貯蔵しておき、タイプがあう患児に移植することもある。

放射線治療

- 照射すると、発育障害が生じる可能性が高くなるので、極力使わないようにしている。
- 幹細胞移植の前処置としてなど、必要に迫られて放射線治療が行われることもある。

Dr.近藤解説

専門家の治療方針が最善の策

小児急性白血病の治療方針について、格別申し上げることはありません。専門家たちによって決められた方針通りに治療を受けていけば、治る可能性が一番高くなると思います。

つらい治療にようやっと耐えても再発する人や、治療の後遺症で苦しむ方が生じるのは残念ですが、最善と思われる方針によって治療したうえでの話ですから、どうにもならない面があります。

他の多くのがん種とは異なり、治療方針に異論がないのは、治癒率0％(つまり全員死亡)の時代から、地道な治療法の改善努力を積み重ね、少しずつ治癒率を改善してきた実績があるからです。また、これまで亡くなられた(けれども治療法改善の礎となった)患児たちへの哀悼や、治療法改善に努力した医師たちへの敬意があるからでもあります。

小児急性白血病の治療方針が、製薬会社の影響を受けない「純医学的」な内容になっているについては、患児の数が少なく（つまりクスリの市場規模が小さく）、製薬会社が介入してこなかったことが大きいでしょう。同じ「血液がん」でも、市場規模が大きい「骨髄腫《こつずいしゅ》」や「慢《まん》性骨髄性白血病《せいこつずいせいはっけつびょう》」とは異なる点です。

ただ近時、小児急性白血病の領域にも製薬会社が介入してきています。典型は、免疫細胞を遺伝子操作によって改変し、治療に用いる「ＣＡＲ《カー》Ｔ《ティー》療法」で、患者ひとりを一度治療するだけで製薬会社に入るお金が「５０００万円」。しかし「ＣＡＲ《カー》Ｔ《ティー》」治療をしても、治療後の再発が少なくないようで、今後の展開は不透明です。

いずれにしても、これら高額医療によって血液がん分野の医師たちが変質するのか、しないのか、注視していく必要があるでしょう。

抗がん剤で生存期間がのびないことがわかっている「多発性骨髄腫」でも、製薬会社の介入と高額治療費によって、治療方針が不合理なものになっているからです（P.２１６）。

悪《あく》性《せい》リンパ腫《しゅ》(びまん性《せい》大《だい》細《さい》胞《ぼう》型《がた》B細《さい》胞《ぼう》リンパ腫《しゅ》)

悪性リンパ腫はさまざまな種類があり、組織型は細かく分けると80前後に。多くのリンパ腫に応用されている「びまん性大細胞型B細胞リンパ腫」の治療法を取り上げます。

症状

- リンパ節が腫れて、気づくことが多い。原則として痛みはない。
- いくつもの腫大リンパ節がくっつき、大きなカタマリを触れることもある。

標準治療

- [1期]…リンパ腫が1か所にしかない「限局期」。
- [2期]…2か所以上にある「限局期」。
- [3期]…全身のリンパ節に広がっている「進行期」。
- [4期]…臓器にも侵入している「進行期」。

限局期

- 5種類の抗がん剤を組み合わせた「R《アール》-CHOP《チョップ》療法」という多剤併用療法を行う。
- 3週間（21日）を1コースとして、6～8コース繰り返す。
- 明らかになっている病巣を1つの照射野に含めることができれば、「R-CHOP療法」を3コース＋局所の放射線治療を行う。

進行期

- 「R-CHOP療法」を3週間（21日）を1コースとして、6～8コース繰り返す。
- 治療前にリンパ腫が存在していた部位に、放射線治療を施行することも検討する。

Dr.近藤解説

生存率を50%も上げた「CHOP《チョップ》療法」

悪性リンパ腫にはさまざまな種類があり、組織型は細かく分けると80前後になります。なかでも「びまん性大細胞型B細胞リンパ腫」が全患者の20～30％を占めて最多です。その治療法は、他の多くのリンパ腫にも応用されているので、ここで取り上げます。

3種類の抗がん剤「シクロホスファミド」、「ドキソルビシン」、「ビンクリスチン」に副腎皮質ホルモン「プレドニゾロン」を組み合わせた「CHOP療法」は、抗がん剤の量が欧米並みのやり方を、放射線治療医だった僕が日本に導入しました。

その効果は本当に素晴らしい。限局期の「びまん性大細胞型B細胞リンパ腫」は、それまで実施されていた弱めの化学療法や放射線治療では5年後の生存率が31％だったのに対し、「CHOP療法」では81％になりました（日本癌治療学会誌 1990;25:2477）。「CHOP療法」が第一の選択肢、という結論は疑いようがありません。

ただし抗がん剤の常として、副作用は無論ありますし、それで亡くなることもあります。たとえば心臓の組織が障害をうけ、何年もたってから「心臓の不整脈」ないし「心不全」で急死することもある。しかし、「CHOP療法」は、そういう犠牲者（副作用死）を上回る数の患者さんを救えるという意味で、第一選択肢になります。

治る可能性があるがん種でも、抗がん剤治療は非情なものです。

輸注反応が生じる「R《アール》-CHOP《チョップ》療法」

「CHOP療法」に「リツキサン」という分子標的薬を加えたのが「R-CHOP療法」です。「CHOP療法」とくらべた臨床試験で、生存率を10％程度あげたとされています（Lancet Oncol 2011;12:1013、Lancet Oncol 2006;7:379）。

しかしこの試験は、ロシュ社というリツキサンを製造・販売する会社がスポンサーになっていて、社員が論文の著者になっています。論文を点検すると、「死んでいるはずなのに生きていると扱われている患者」が、リツキサン群で異様に多く、信用しがたい試験です。

「リツキサン」が加わることで危険な副作用が生じます。

たとえば「輸注反応」（インフュージョンリアクション）という、主として初回治療後に生じる発熱、悪寒、悪心、頭痛、疼痛、そう痒《よう》、発疹、咳、虚脱感、血管浮腫などの症状が、約90％のケースに見られます。

より重篤《じゅうとく》な、アナフィラキシー様症状、肺障害、心障害、低血圧、低酸素血症、気管支痙攣《けいれん》、肺炎（間質性肺炎、アレルギー性肺炎等を含む）、閉塞性細気管支炎《へいそくせいさいきかんしえん》、急性呼吸促迫症候群《きゅうせいこきゅうそくはくしょうこうぐん》、心筋梗塞、心室細動、心原性ショックなどが「輪注反応」の症状としてあらわれることもある。

そのため「R‐CHOP療法」は、少なくとも初回は、患者さんを入院させて厳重な監視下で実施します。

たんなる「CHOP療法」であれば、輪注反応は生じないため、大部分のケースは初回から外来で施行できるのと対照的です。

以上のべたところから、僕は「CHOP療法」にリツキサンを加えるのは疑問だと考えています。

悪性リンパ腫の治療にあたっている「血液内科医」は、リツキサンの副作用には無頓着のようで、「R‐CHOP療法」をどしどし使っています。

こういうことを聞くと、患者さんのなかには、「R‐CHOP療法」ではなく、「CHOP

療法」で治療してほしい、と考える方もでてくるでしょう。その場合、目の前の血液内科医との相談になるわけですが、おそらく医師は抵抗するでしょう。

しかし「リツキサン」は打ちたくない、と強く言いつづけていれば、医師としては何もしないよりCHOPだけでもと考えるはずなので、希望はかなえられると思います。

リンパ腫細胞が全滅する目安

悪性リンパ腫の化学療法は、3週間を1コースとして繰り返していくのですが、大部分のケースでは、2コース目に入る前に、腫瘍がほとんど触れなくなります。

ただ腫瘍が硬いケースでは、腫瘍の中にリンパ腫細胞以外の成分が含まれており（たとえばコラーゲン）、リンパ腫細胞が消えても、そういう成分がすぐには吸収されずに残るため、腫瘍の縮小・消失が遅れることがあります。

さて「R-CHOP療法」（もしくはCHOP）で治療する場合、3週間（21日）を1コースとして6～8コース繰り返すのが一般的となっています。このように幅があるのは、リンパ腫細胞の全滅に必要な、ベストな回数が分かっていないからです。

5コース以下でも十分な可能性があります。

というのも、仮に6コース目が必要だとすると、それは5コースを施行してもリンパ腫細胞が全滅しなかった場合です。もし5コースで全滅していれば、もう治療する必要はありません。

そういう治療抵抗性のリンパ腫細胞が、あと1コースの追加によって全滅するものでしょうか。こう考えると、5コースでも十分となるわけです。

そこでもう少し考えると、5コース目が必要なのは、4コースを施行しても全滅させられなかったケースです。それに1コースを足すだけで、本当に全滅させられるものでしょうか。この思考を推し進めていくと、1コースだけでも十分ではないか、という地点にたどりつきます。

ただ、1コースで切り上げた経験は世界にほとんどないので、治療する側としては、再発率が上昇する可能性を考えると、そこまで減らすのが怖い。そのため限局期のケースでも、

3コースまでは実施し、放射線治療を足すことになっています。

効果が出たら、治療を切り上げる

前述のように、「CHOP療法」やリツキサンの毒性も相当つよいので、回を重ねるごとに、命を取られる危険性が高まります。

高齢になるほど危険なので、回数の問題には敏感になってください。

僕は、体力的に危険と思って2コースでやめ、それでも再発しなかった限局期ケースを経験しています。

延命効果をあげるためには、医師の勧めるまま6～8コースの治療を受けきるのではなく、効果が出たら（つまりリンパ腫の腫瘤が、触診や検査で著しく縮小するか消失したときには）治療を切り上げることを念頭に置くことが大切です。また、副作用がつらくて「もう無理」と感じたときには、中止を検討するようにしましょう。

「抗がん剤」で治る可能性のあるがん種

急《きゅう》性《せい》骨《こつ》髄《ずい》性《せい》白《はっ》血《けつ》病《びょう》

「小児急性リンパ性白血病」とは異なり、圧倒的に成人の50歳以上に多く、年齢とともに急増します。ここでは新生（デノボ）骨髄性白血病について述べます。

症状

- 骨髄のなかで白血病細胞が増え、「血液細胞」が減る。
- どの成分が減るかで、生じる症状が異なるのは、「小児急性リンパ性白血病」（P.168）と同じ。
- **【白血球減少】**…発熱、肺炎などの感染症状。
- **【赤血球の減少（貧血）】**…組織に酸素を運ぶ機能が低下し、だるさ、息切れなどが生じる。
- **【血小板の減少】**…血を止める成分なので、出血傾向が生じる。脳出血が生じることもある。

標準治療

- 若年者と高齢者（ここでは65歳以上としておく）とで、治療内容がかなり異なる。

・高齢者（65歳以上）には体力や余病などを考慮し、いわば手探り状態で治療が実施される。

抗がん剤治療

・若年者では、標準的な強力な抗がん剤治療が実施され、下記の「造血幹細胞移植《ぞうけつかんさいぼういしょく》」に移行するケースもある。

・高齢者では、体力などから実施可能と判断されると、若年者と同様の標準治療が選ばれる。標準治療が困難と判断されると、少量の抗がん剤による治療になる。

造血幹細胞移植《ぞうけつかんさいぼういしょく》

・抗がん剤治療で白血病細胞がなかなか減らない場合には、さらに強力な抗がん剤治療が実施されるが、副作用で正常な血球成分がなくなり、死ぬ危険がある。

・そこで、血球をつくるもとになる、他人の「（造血）幹細胞」を移植する。

・新生児の臍帯血《さいたいけつ》を貯蔵しておき、タイプがあう患者に移植することもある。

放射線治療

・幹細胞移植の前処置として実施される以外、通常は使われない。

Dr.近藤解説

年齢によって異なる治癒率

「小児急性リンパ性白血病」（P.168）とは異なり、圧倒的に成人に多い。ことに50歳以上に多く、年齢とともに急増します。いくつかのタイプがありますが、新生（デノボ）骨髄性白血病について説明します。

「急性骨髄性白血病」は、高齢になるほど発症率が上がります。

他方で、高齢になるほど①体力が低下している、②諸臓器の機能が落ちている、③抗がん剤の毒性が出やすいなどの特徴があり、治療すると死にやすいし、治りにくいという特徴があります。

●年齢別5年生存率

治癒の目安とされる「5年生存率」を年齢別にみると、30歳未満では「60%超」、30～54歳では「50%前後」とまずまずなのに、55～64歳では「30%弱」、65歳以上では「10%未満」という報告があります（Blood 2012; 119: 3890）。

●年齢別1年後に亡くなる割合

同じ報告では、治療開始後1年以内に亡くなる割合は、30歳未満では「2割」なのに、55～64歳では「5割」、70歳代では「8～9割」にもなっています。その多くが「治療死」と考えられます。

65歳以上の高齢者では「急性骨髄性白血病」は治そうと考えるのではなく、いかにしたら比較的ラクに安全に余生を過ごせるかを目標にして、よく担当医と話し合うべきです。

ただ（急性白血病、骨髄腫、慢性白血病などの）血液がんでは、放置しても命に危険が生じないケースがあります。生活習慣病で通っている医療機関での採血検査や、人間ドックなどで検査値の異常がみられ、その後の精密検査で血液がんと診断されたけれども、本人には自覚症状がなく、いたって元気な場合です（健診発見血液がん）。将来、本格的な症状が生じる可能性はありますが、自覚症状もないのに抗がん剤や分子標的薬で命を縮める行動にでるのは損でしょう。治療をうけて早死にする愚をおかさないためには、体調がよくて健康だと感じている人は、（血液がん発見のきっかけになる）採血検査をうけないことです。

慢性骨髄性白血病《まんせいこつずいせいはっけつびょう》

かつては「インターフェロン」や「抗がん剤」で治療されていましたが、治りませんでした。「分子標的薬」の導入で、生存率が大幅に改善しました。

症状

- 全身のダルさ（倦怠感）
- 体重減少
- 寝汗、など。
- 健康診断の血液検査で、白血球数の増加によって偶然みつかることが増えている。

標準治療

分子標的薬

- 第一世代（一番最初に登場した）の分子標的薬である「イマチニブ」が第一選択薬（最初に投与される薬）。

- 第一選択薬として（第二世代の）「ダサチニブ」や「ニロチニブ」が使われることもある。
- 「イマチニブ」が効かなくなったら、「ダサチニブ」や「ニロチニブ」に乗り換える。

●造《ぞう》血《けつ》幹《かん》細《さい》胞《ぼう》移《い》植《しょく》

- 「分子標的薬」が効かなくなったケースや、「急性転化期」の場合は、死ぬ危険性が高い。
- その場合に強力な抗がん剤治療を実施すると、治る可能性があるが、そのままだと、正常血球の減少という副作用で確実に亡くなる。
- そこで、血球をつくるもとになる、他人の「（造血）幹細胞」を移植する。
- 新生児の臍帯血《さいたいけつ》を貯蔵しておき、タイプがあう患者に移植することもある。

●抗がん剤

- 「造《ぞう》血《けつ》幹《かん》細《さい》胞《ぼう》移《い》植《しょく》」が体力に問題があってできないときに、少ない量の抗がん剤が投与されることがある。

Dr.近藤解説

延命効果がある、分子標的薬「イマチニブ」

抗がん剤や「インターフェロン」で治療していた時代は、長期後の生存率が不良であるうえ、副作用が強く、患者さんがウツになって自殺することも少なくなかった。

ところが分子標的薬「イマチニブ」の登場で、状況は一変しました。死にいたるような重大な副作用が生じることもありますが、抗がん剤やインターフェロンに比べれば副作用は少なく、多くの方が「白血病細胞」が検出できなくなる「完全寛解《かんかい》」に達します。そして生存期間も延長し、「5年生存率」は90％にもなりました。なお「完全寛解」は、「治癒」とは異なり、どこかに白血病細胞が残っているであろうことを意味します。

問題なのは「金銭毒性《きんせんどくせい》」

問題は、クスリを毎日のみつづけなければならないことで、「金銭毒性」がはなはだしい。

たとえば「イマチニブ」の先発品である「グリベック」は、一日分の薬価が約９０００円で、ひと月27万円。健康保険の「高額療養費制度」が適用されて自己負担は減りますが、それでも月に数万円（年収により異なる）。自己負担が減った分は、まわりまわって国民が負担することになり、保険財政への金銭毒性も生じます。

次に登場したのが、第二世代の「ダサチニブ」や「ニロチニブ」。

「ダサチニブ」は、ひと月分の薬価が１１０万円強（年間１３００万円）で、10年使えば、１億３０００万円になる勘定です。効果は「イマチニブ」より優れ、副作用など安全性は「イマチニブ」と変わらない、というのが能書きです。「イマチニブ」のように第一選択薬（最初に投与される薬）としても使えるようになったため、医療現場では多くの方に処方されています。高額療養費制度があるため、患者さんの自己負担は「イマチニブ」と変わりません。

しかし能書きにはウソがあります。第一選択薬として「ダサチニブ」を選んでも、生存率は「イマチニブ」と変わりません（J Clin Oncol 2016;34:2333）。そして安全性が同じという点にもウソがある。実例を挙げましょう。

第一選択薬は「イマチニブ」を選ぶ

僕の外来に相談に来られた「慢性骨髄性白血病」の30代の女性は、「イマチニブ」と「ダサチニブ」の選択に悩んでいました。僕は前述のような論拠をあげ、「イマチニブ」を推薦しました。そもそも本当に「ダサチニブ」の効力が強ければ、副作用も強いはずで危険、ということも申し上げ、彼女は納得したようでした。

ところが数か月後に、夫君だけが外来に来られました。主治医に「ダサチニブ」を勧められて飲み始めたら、間もなく急死したと言うのです。僕は声を失いました。

「慢性骨髄性白血病」の患者さんは、分子標的薬によって長生きするようになったので、どのクスリが選ばれるかで、製薬会社の売り上げは大きく上下します。そこで製薬会社は、血液内科医に接近し、あの手この手で自社のクスリを使ってもらおうとします。こうしてかつては市場規模が小さいために製薬会社の関心を呼ばなかった血液内科の分野は、製薬会社の介入によって、治療方針がゆがめられてしまったのです。あまりに高額な薬価に目がくらみ、血液内科医たちの本性が現れた、とも言えるでしょう。

結果、「イマチニブ」よりも高額な分子標的薬「ダサチニブ」や「ニロチニブ」が半数以上に使われています。

要するに最初に投与される第一選択薬は、「イマチニブ」を選べば十分です。

「分子標的薬」は一定の基準を満たせば中止可能

欧米で実施された、「分子標的薬を中止してみる」いくつもの臨床試験で、その結果が報告されています（Lancet Oncol 2010;11:1029など）。

たとえば欧州で実施された約７５０名参加の最大規模の試験。

被験者の条件は、①「分子標的薬を、種類を問わず3年間服用している」、②「すべてのがんが消失し、新たながんが出現していない〝完全寛解《かんかい》〟が2年続いている」こと。

彼らの分子標的薬を中止し、もし白血病細胞が増えてきたら分子標的薬を再開することにしました。結果、2年後に50％が再発していませんでした（Lancet Oncol 2018;19:747）。

日本の臨床試験でも〝完全寛解《かんかい》〟が2年続いてたら「イマチニブ」をやめても3年以内の再発は約33％

日本で実施された臨床試験でも、すべてのがんが消失し、新たながんが出現していない〝完全寛解《かんかい》〟が2年続いていたら、「イマチニブ」をやめても3年以内に再発するのは約三分の一、という結果が得られています（Int J Hematol 2018;107:185）。

この臨床試験結果が医学雑誌に載ったのが2018年の2月。データをまとめてから掲載までには時間がかかるので、日本の血液内科の「上級医」たちは、2017年の半ばには試験結果を知っていたはずです。それはちょうど、2018年版のガイドラインが上級医たちにより作成されていた時期に一致します。

それなのに上級医たちは、2018年度版の「ガイドライン」で、分子標的薬の中止に関して「臨床試験以外では、分子標的薬を中止すべきでない」と厳しく釘をさしています。これはどうしてなのか。

臨床データや理論に合致しない「ガイドライン」

理由は、分子標的薬の「市場規模」を縮小させたくないからでしょう。こうした、臨床データや論理に合致しない「ガイドライン」をつくってしまうのも、分子標的薬があまりに高額なための、一種の「金銭毒性」と言えます（このようにクスリの金銭毒性は、患者や国家財政だけではなく、形を変えて医師にも生じるのです）。

完全寛解が続いているのに、主治医がかたくなに断薬を認めない場合には、自主的に断薬してみるのも一法です。もしその後も受診を続けたいのであれば、主治医には（方便として）院外処方箋をだしてもらって薬局に行かなければ、病院や主治医に知られることもなく、副作用や金銭毒性を免れることができます。

でも僕の本心としては、患者さんには気高くあってほしいし、医者の顔色をうかがうような真似はしてほしくない。完全寛解が続いていたら、きっぱりと「クスリを中止してみたい」と伝えるようにしましょう。

絨毛《じゅうもう》がん

大きくは、①妊娠（流産を含む）を契機として子宮に発生する絨毛がんと、②脳などに自然に発生する絨毛がんとに分かれます。

症状

- 【妊娠契機】…子宮からの出血。
　臓器転移があるケースも多く、たとえば肺転移では、咳、血痰など。
- 【自然発生】…発生部位によって症状は異なるが、脳だと、頭痛や嘔吐など。

標準治療

- 「絨毛がん」は発生頻度がきわめて低く、標準治療も確立していないが、抗がん剤によって治療される。
- がんの性質を考えるうえで示唆《しさ》に富むので、少しだけ解説します。

Dr.近藤解説

多くが治癒する「妊娠契機」の絨毛がん

妊娠契機の「絨毛がん」も、自然発生の「絨毛がん」も、数種類の抗がん剤をつかった「多剤併用化学療法」で治療されますが、使用される抗がん剤の種類などは手探り状態です。

ただ予後は大きく異なり、「①妊娠後の絨毛がん」は、多くが「治癒」しますが、「②自然発生する絨毛がん」は治るケースが少ない、という違いがあります。

子宮に発生する絨毛がんに対しては、「ガイドライン」が作られているので、それに従った治療を受ければよいでしょう。

抗がん剤による治療後経過の違い

抗がん剤による予後の違いは、絨毛がんの成り立ちに由来する「免疫反応」の有無によるものだと思います。正常な「絨毛細胞」から説明します。

胎盤は「受精卵」から分化したものなので、その細胞の遺伝子は、半分が父親由来です。したがって、胎盤の一部である「絨毛細胞」をかたちづくる「タンパク質」も、半分が父親由来です。これは、胎児を宿す母親の免疫システムからは「異物」ないし「外敵」と認識され、免疫細胞に攻撃されるのが原則です。

ただ正常胎盤は、なんらかの仕組みによって、免疫システムの攻撃を逃れ、子宮内にとどまり続けます。もし免疫システムが攻撃できたら、胎盤は傷ついて子宮壁から離れ、流産という結果になるはずです。満期にお産が終了すると、すぐにも胎盤が排泄されるのは（あと産）、免疫システムが急に「敵」だと認識した結果かもしれません。

免疫システムによって「治癒」に導かれる

さて妊娠後の絨毛がんも、遺伝子の半分は父親由来なので、「宿主（母親）」の免疫システムには「敵」だと認識され、排除されるのが原則です。しかし、なんらかの仕組みによって、母親の体内で生き延びて増殖し、「絨毛がんができた」と気づかれるようになるわけです。

そして抗がん剤による治療が始まり、絨毛がん細胞が減ると（仕組みは不明ですが）免疫システムが急に働きだして、残ったがん細胞を攻撃し「治癒」に導くのではないか、と考えています。

「自己」は、免疫システムが助勢しない

これに対し、自然に発生した絨毛がんは、それをかたちづくるタンパク質が100％「宿主」（がん患者本人）のもの。そのため免疫システムは「敵」ではなく「自己」と認識し、抗がん剤治療が始まっても、免疫システムが手助けしない。それで絨毛がん細胞は、抗がん剤による攻撃に耐え、生き延びて再増殖し再発にいたるのでしょう。

このように「自己の遺伝子」に由来するがん細胞には免疫システムが無関心なことが、肺がんや胃がんなどの固形がんも抗がん剤で治らない理由のひとつになっているはずです。

小児《しょうに》がん

小児がんはカタマリをつくる「固形がん」で、「腎芽腫《じんがしゅ》」（ウィルムス腫瘍）、「神経芽腫《しんけいがしゅ》」、「骨肉腫《こつにくしゅ》」、「ユーイング肉腫《にくしゅ》」など、いくつもの種類があります。

症状

〈がん種によって症状が異なる〉

- **腎芽腫《じんがしゅ》**…痛みがない腹部のシコリ。
- **神経芽腫《しんけいがしゅ》**…ほとんどが無症状。進行してくると腹部が腫れたり、触ったときに硬いシコリが触れる場合もある。
- **骨肉腫《こつにくしゅ》**…主として骨の痛みと腫れ。
- **ユーイング肉腫《にくしゅ》**…主として骨に生じるが、軟部組織にできることもある。病巣部位が痛んだり、腫れる。

どのがん種も発生頻度が低いので、少しでも症状がでたら「小児がん」を疑う、というのは行き過ぎです。数日たっても説明不能な痛みや腫れなどの症状が残ったり、症状が強くなる場合に受診すればよいでしょう。

標準治療

・原則は、手術と抗がん剤による治療。

手術

・手術でできるだけ切除する。
・骨肉腫では、足や関節などが切断され、義足や人工関節になることもある。

抗がん剤治療

・抗がん剤でどこかに潜んでいるかもしれない〝微小な転移〟を叩く。

放射線治療

・放射線は、後遺障害が強くでる恐れがあり、なるべく使わない。
・放射線治療が提案されるのは、手術と抗がん剤では治しにくいと判断される場合。

Dr.近藤解説

抗がん剤の延命効果がある「腎芽腫《じんがしゅ》」や「骨肉腫《こつにくしゅ》」

治療法のガイドラインは、データに従って正直に書かれていると思うので、格別コメントはしないでおきます。

ところで小児がんを「抗がん剤で治る可能性があるがん種」に分類しましたが、「治癒率」が上がることが明白なのは「腎芽腫《じんがしゅ》」や「骨肉腫《こつにくしゅ》」などであり、抗がん剤の効果が不確かながん種もあります。それでも抗がん剤で「長期生存率」や「治癒率」が上がるがん種があるというのは素晴らしいことです。

ただし、手術をしないで抗がん剤だけで治せるかというと、それは無理のようです。初発病巣は手術して切り取り、それに加えて抗がん剤を補助的に使うと、使わない場合よりも生存率が上がる、というのが、「抗がん剤で治る可能性がある」という意味です。つまり「補助的化学療法」はがん種にもよりますが、どこかに潜んでいる微小な転移病巣を治せる可能性があるわけです。

大人と子どもで抗がん剤の効果が異なる

しかし成人の固形がんでは、補助的化学療法をしても微小転移を治せません（P.94）。大人と子どもとで、抗がん剤の効果が異なる理由は分かっていません。小児がんは謎が多い。臓器に転移していても自然に消滅することが原則、という小児がんもあるのです。「神経芽腫《しんけいがしゅ》」がそれです。年長児に発生した4期（つまり臓器転移がある）の「神経芽腫」は、治療しても治らないのが原則ですが、乳児期に発生した「神経芽腫」は、たとえ転移があっても、放置しておくと自然に（転移もろとも）消滅するのが原則なのです。

初発病巣だけではなく、転移病巣も消えてしまうことから、がん細胞にそなわる遺伝子が、①ある時期には転移をさせるように働き、②別の時期には、がんが自然消滅するよう働く、③そのような遺伝子プログラムが備わっている、と考えられます。

成人の固形がんで、臓器転移が自然に消えてしまう現象が見られるのも、原因は遺伝子プログラムにあるのかもしれません。

精《せい》巣《そう》（睾《こう》丸《がん》）腫《しゅ》瘍《よう》

固形がんの中では珍しく、転移がんが、抗がん剤で完治しうるがん種です。組織型は大きく「セミノーマ」（精上皮腫《せいじょうひしゅ》）と「非セミノーマ」（非精上皮腫《ひせいじょうひしゅ》）に分かれます。

症状

・睾丸が、腫れて硬いが、痛みがない。20～30歳代が好発年齢。
・組織検査により「セミノーマ」と「非セミノーマ」に分けられるが、症状は、組織型による違いがない。

標準治療

※精巣腫瘍は、病理診断と腫瘍マーカーの値によって、大きくセミノーマ「精上皮腫《せいじょうひしゅ》」とそれ以外の非セミノーマ「非精上皮腫《ひせいじょうひしゅ》」の2つに分類されます。この分類により、それぞれの治療方針が異なります。

■セミノーマ（精上皮腫《せいじょうひしゅ》）

・病理検査（顕微鏡検査）で、腫瘍細胞の100%が「精上皮細胞」由来と判断されると、セミノーマと診断される。
- 進行度は1～4期までに分かれ、がんが睾丸にのみ限られる初診時1期がもっとも多い。
- どの病期でも、睾丸摘出をして、組織型を確定する。
- 1期と診断されても、腹部のリンパ節に転移がひそんでいることがあり、やがてリンパ節に再発してくる。
- それを予防するために、以降の方法がある。1期の治療法を略述して説明する。

【経過観察法】

- かつては、「腹部リンパ節照射」が1期の標準治療だったが、腸閉そくなどの後遺症や放射線発がんの懸念があり、あまり実施されなくなった。
- 抗がん剤(カルボプラチン)を単独使用する方法が、放射線治療の代わりに提案されている。
- 放射線や抗がん剤をしなくても、圧倒的多数は再発してこない。それら再発しない人たちが、治療すると副作用の危険にさらされる。

- 現在は、睾丸を摘出した後は、追加治療をひかえ、腹部リンパ節に再発してこないかどうか、定期的にCT検査などで調べていく「経過観察法」が主流になっている。いわば一種の「放置療法」。

【再発時】

- 前述のように1期でも、抗がん剤（カルボプラチン）を予防的に単独使用する病院がある。
- しかし、リンパ節再発はゼロにはならず、その一方、リンパ節に転移していない大多数の患者が抗がん剤の毒性にさらされる。
- 抗がん剤（カルボプラチン）を予防的に投与しないでおいて（つまり経過観察をしていて）腹部に再発したケースでは、3種の抗がん剤を用いる「多剤併用療法」か、放射線治療が実施される。
- これらの方針で、セミノーマ1期は、98％以上が完治する。

■非セミノーマ（非精上皮腫《ひせいじょうひしゅ》）

- 病理検査で、大部分が「精上皮細胞」由来であっても、少しでも違うタイプの細胞がまじっていると、「非セミノーマ」と診断される。
- 「セミノーマ」よりも急速に成長、拡大する傾向がある。
- 「非セミノーマ」の場合も、「セミノーマ」と同様の方針で対処されるが、1期の治る率は95％以上と、セミノーマより若干落ちる。
- 病理検査で臓器転移がひそんでいそうかどうかを判定し、〝ひそんでいそう〟とされたら、リンパ節転移が明らかでなくても、3剤の併用による抗がん剤治療を実施する、という方針がとられることもある。
- 腹部リンパ節への転移が明らかな2期では、抗がん剤治療後にリンパ節を郭清《かくせい》（ごっそり切除すること）が勧められている。

Dr.近藤解説

「ブレオマイシン」と「リンパ節郭清《かくせい》」は要注意

固形がんの中では珍しく、転移がんが、抗がん剤で完治しうるがん種です。組織型は大きく「セミノーマ」（精上皮腫《せいじょうひしゅ》）と「非セミノーマ」（非精上皮腫《ひせいじょうひしゅ》）に分かれ、進行度が同じでも、対処法が多少ことなります。ガイドラインに記された方針には、おおむね異存がありませんが、2点ほど指摘しておきましょう。

日本は「副作用の死亡率」が高い

ひとつは、抗がん剤治療は転移したケースを治す可能性もあるが、副作用で死ぬリスクもある。副作用死の率は、欧米では数パーセントとされています。しかし、抗がん剤が必要になるケースは少ないのに、僕は2件も遺族から相談を受けたことがあり、日本では副作用死の頻度が高いのではないかと感じています。本格的な抗がん剤治療の方法は、通常、「ブレオマイシン」「エトポシド」「シスプラチン」3剤の併用療法ですが、そのなかの「ブレオマイシン」という抗がん剤が、重篤な肺障害が出やすく、危険です。そのため、「ブレオマイシン」を抜いた2剤による併用療法もおこなわれています。治療回数は、3剤併用が3回なのに対し、2剤併用では4回と、1回ふえますが、こちらのほうが安全でしょう。

「リンパ節郭清《かくせい》」よりも「経過観察」がベター

またガイドラインでは、腹部にリンパ節転移がある2期は、抗がん剤治療のあとにリンパ節郭清《かくせい》をすることを勧めています。しかし、リンパ節郭清《かくせい》はいろいろな後遺症が生じるのに、その必要性は疑わしい。現に米国の内科医である、精巣腫瘍における「化学療法の父」は、抗がん剤治療後は「経過観察」がベターとしています（N Engl J Med 2014;371:2005）。

この見解の違いは、日本のガイドライン作成委員の多くが、メスを握る泌尿器科医であることに由来する、と見ています。

「胃がん」、「肺がん」など多くの固形がん

「抗がん剤」では治らないがん種

多くのがんの「標準治療」に抗がん剤治療が入っています。抗がん剤やその他の治療のリスクを理解し、選ぶべき選択肢を検討します。

大きながんも、微小な転移も叩けない

ここでは抗がん剤で治る率が上がらない、もしくは逆に生存率が落ちてしまうがん種について解説します。

胃がん、肺がんなど固形がんのほとんどがここに含まれます。

抗がん剤で治らないというのは、初発病巣や再発病巣のように数cmまでの比較的大きな病巣も、どこかに潜んでいる微小な転移も叩けない、治せない、という意味です。

「精巣《せいそう》がん」や「絨毛《じゅうもう》がん」のように、抗がん剤だけで治るケースがあるがん種とどこが違うのか、ある意味不思議です。

注意すべきは、「多発性骨髄腫《たはつせいこつずいしゅ》」など血液がんの一部でも、抗がん剤で治らないがん種はあるということ。「小児急性白血病」のように、抗がん剤でよく治る血液がんとの違いの理由は不明です。ただそれにしては、強力な抗がん剤が使われるので、かえって死亡率を高めていると見ています。詳しくは、各がん種の項をご覧ください。

「抗がん剤」では治らないがん種

悪《あく》性《せい》リンパ腫《しゅ》（濾《ろ》胞《ほう》性《せい》リンパ腫《しゅ》）

「悪性リンパ腫」の10〜20％を占める「低悪性度」です。70〜80％のケースが3期ないし4期で発見されます。

症状

- 痛みのない、比較的やわらかい腫瘤《しゅりゅう》ができる。
- 頸部《けいぶ》に初発することが多く、その場合、1〜数cmで見つかる。
- 腹部の場合は複数のリンパ節がくっつきあって20cmを超えることもある。

標準治療

【1〜2期　限局期】
①放射線治療、②無治療・経過観察、③リツキサン（P.175）単独治療、④多剤併用抗がん剤治療のいずれか。

【3〜4期　進行期】

①無治療・経過観察、②リツキサン単独治療、③多剤併用抗がん剤治療のいずれか。

Dr.近藤解説

抗がん剤は1～2コースにとどめる

限局期（とくに1期）は、放射線治療によって治ることがありますが、2期になると治りにくい。

進行期は、抗がん剤によく反応して、腫瘍が縮小・消失しやすいけれども、ほぼ確実に再増大してきます。そのため進行期は「治らないリンパ腫」と考えられ、標準治療のなかに「治療しないで経過観察」、つまり「放置療法」がもうけられています。

治療にあたる血液内科医は、放置・経過観察を実行していても、定期的な検査で腫瘍が少しでも大きくなると、すぐに抗がん剤治療に切り替えようとします。そのうえ、「R-CHOP療法」のような強力な多剤併用療法を3週間（21日）を1コースとして、6～8コースも実施したりする。これでは、抗がん剤の毒性で、患者たちは早死にする可能性が高くなります。

濾胞性《ろほうせい》リンパ腫は、臓器を侵すのでなければ、いくら大きくなっても死ぬことはないので、抗がん剤は1〜2コースにとどめ、腫瘍が縮小してQOLが改善すればよし、と考えるべきでしょう。

QOLが悪化しない限り、抗がん剤は使用しない

体力低下などの自覚症状がない進行期の患者たちを対象に、「①すぐに抗がん剤治療を始める」グループと、「②リンパ腫が進行したら抗がん剤治療を始める」グループに分け、「比較試験」を行いました。結果、両グループの生存期間を示すグラフは、ピッタリ重なりました（Lancet 2003;362:516. グラフは『僕はあなたを「がん治療」で死なせるわけにはいかない』に転載）。

この試験結果は「放置・経過観察」に一理ある証拠とされていますが、問題があります。

両群とも、1年で10％が、5年で50％が亡くなっていますが、腫瘍が増大しただけではな

かなか死なないはずの「濾胞性《ろほうせい》リンパ腫」の性質から考えて、死亡率が高すぎます。

②の「リンパ腫が進行したら抗がん剤治療を始める」グループも1年で10%もが亡くなるのは、がんが少し増大しただけで早期に抗がん剤を始め、投薬回数の多さから、抗がん剤の毒性が早期に高まり、副作用死を遂げているのではないかと推察します。

解決策としては、進行期の場合、以下を守ればより安全に長生きすることができるはず。

〈進行期の長生きルール〉

①放置中に腫瘍が多少増大しても、QOLが悪化しない限り抗がん剤治療を開始しない。
②抗がん剤は「R-CHOP療法」のような強力なものではなく、もっと弱めの方法にする。
③1コース終わるごとに評価をして、QOLが改善したら中止する。
④場合によっては、自覚症状の原因になっている箇所に放射線を照射して、リンパ腫を縮小・消失させることにより、抗がん剤治療を避ける。その場合、1回2グレイという線量で2回ほど照射するだけで、目指す効果が得られるでしょう。

多《た》発《はつ》性《せい》骨《こつ》髄《ずい》腫《しゅ》

骨の中の骨髄《こつずい》と呼ばれる血液の工場で「骨髄腫細胞《こつずいしゅさいぼう》」が増殖して、赤血球、白血球、血小板がつくられなくなります。

症状

- 骨髄のなかで「骨髄腫細胞」が増殖して、赤血球、白血球、血小板がつくられなくなると、それに対応して、貧血、感染症、出血傾向が生じる。
- 骨が破壊されることにより、骨痛や「高カルシウム血症」が生じやすい。
- 自覚症状がなくても、血液や尿の検査で異常がみつかり、「多発性骨髄腫」と診断されるケースが増えている。

標準治療

- 「多発性骨髄腫」（以下、「骨髄腫」と略す）と診断されても、くすぶり型（無症候性）のケースは治療を始めない。

・高カルシウム血症、腎不全、貧血、骨病変のうち1つ以上がある「症候性」の骨髄腫は、抗がん剤治療が開始される。

・「自家造血幹細胞移植《じかぞうけつかんさいぼういしょく》」の適応があるかどうかで、治療方針がわかれる。

■「自家造血幹細胞移植《じかぞうけつかんさいぼういしょく》」適応がある場合

・**移植適応基準**…「65歳未満」、「重篤《じゅうとく》な合併症がない」、「心肺機能が正常」

【自家造血幹細胞移植の流れ】

①抗がん剤や「分子標的薬」によって骨髄腫細胞を減らし、骨髄腫細胞が検出されなくなる「寛解《かんかい》」を目指す。

②クスリをつかって自己の正常「造血幹細胞」を増やし、回収し保存する。

③大量の抗がん剤を投与して、残存しているはずの骨髄腫細胞の減少を目指し、保存してあった造血幹細胞をからだに戻す。

■「自家造血幹細胞移植」適応がない場合

- 「65歳以上」、「重要臓器の障害がある」、「移植拒否」のどれかに該当すると、移植適応ナシとされる。
- ただし65歳以上でも、体力がありそうなら「移植適応アリ」とされることもある。
- 抗がん剤や分子標的薬による治療が実施される。

Dr.近藤解説

「自家移植」に対する医師の共通認識

骨髄腫への対処法は大きく分けると、①骨痛などの「自覚症状」を和らげることに徹する「緩和ケア」、②抗がん剤や分子標的薬による治療、③大量の抗がん剤を用いる「自家造血幹細胞移植」（以下、「自家移植」）、の3法になります。

しかし骨髄腫は、③の「自家移植」をしても治らない、というのが専門家（医師）たちの共通認識です。治らないとしても、延命効果があるのか、検証してみましょう。

「自家移植」の延命効果検証

ヨーロッパで実施された、「①抗がん剤のみ」と、「②大量の抗がん剤+自家移植」の比較試験では、骨髄腫細胞が検査で見当たらなくなる「完全寛解《かんかい》」は、「②大量の抗がん剤+自家移植」グループが、「①抗がん剤のみ」グループの2倍以上でした。ところが両者の生存期間は同じだったのです(Blood 2003;101:2144)。

同様の比較試験は、世界各国で何件も実施され、9件(被験者総数:2411人)の比較試験結果を集めた総合解析でも同様の結果でした(Biol Blood Marrow Transplant 2007;13:183)。

なぜ延命効果が得られないのか。「②大量の抗がん剤+自家移植」で用いる抗がん剤はたいへん強力なので、骨髄腫細胞は高確率で検出できなくなり「完全寛解ケース」が増えますが、半面、抗がん剤の副作用で寿命を縮めるケースも増えるからでしょう。実際、「治療死」の頻度は、自家移植のほうが（オッズ比という尺度ではかると）3倍以上になっています（前掲Biol Blood Marrow Transplant）。

「診療ガイドライン」にも明記された事実

「①抗がん剤のみ」に比べて、「②大量の抗がん剤＋自家移植」に延命効果がないことは、日本の血液内科の「上級医」たちがまとめた「診療ガイドライン」にも書かれています。

それなのになぜ、①副作用が強く、②治療死する危険性があり、③延命効果がなく、④治療後の生活の質も（後遺症の神経障害などで）悪化しかねない「自家移植」が、標準治療とされているのか。

血液内科医たちの内心に属することなので、理由を正確に言い当てるのは困難ですが、自家移植は、患者さんが一度は死に瀕するので、その状態を乗り切ることは内科医にとってやりがいがある大事業であることは確かです。

また自家移植の実施件数を増やせば、病院収入が格段に増え、病院内や学会内でも大きな顔ができます。仮にガイドラインで、データと理屈にもとづいて「延命効果がないから、自家移植は推奨しない」と正直に書いたら、上級医であっても学会内で「村八分」になることは疑いのないところです。

高額なうえ、治療死が多い新薬

近時は1コースで50～100万円の費用がかかる、分子標的薬「ベルケイド」や「レブラミド」などが使われるようになり、治療成績を改善させたという報告も相次いでいます。しかしこれら新薬は、製薬会社と金銭的な関係が深い医師たちが協力して開発し、承認にこぎ着けたもの。信頼するに足る基礎が欠けています。

たとえば、「ベルケイド」がクスリとして承認される基礎となった「比較試験」の結果を精査すると、全被験者のうちおよそ10%を「死んでいるはず」なのに「生きている」と扱っています。これらを「死んでいる」ケースとして正しく計算しなおすと、「ベルケイド」を使わなかったグループと生存率が変わらないことがわかります（J Clin Oncol 2012;31:448）。

「ベルケイド」や「レブラミド」の使用で、完全寛解《かんかい》率は高くなるようですが、治療死が増えるからでしょう、延命効果は得られない。患者さんとしては、副作用や治療による死亡が増えたうえに金銭毒性もこうむるのでは、たまったものではありません。

「完全寛解《かんかい》率」と「治療死率」は比例する

では、従来から実施されていたような「抗がん剤のみ」ならば、受ける意味はあるのか。

この点、「①緩和ケアに徹した」グループと、「②抗がん剤治療」グループを比べた比較試験は存在しません。むかし抗がん剤に延命効果があると思いこんだ医師たちが、いきなり抗がん剤治療を開始したからです。

50年ほど前、「メルファラン」という抗がん剤と「ステロイド」を併用する「MP療法」が標準治療となりました（ステロイドは、血液がん細胞を減らすことがあり、その場合には「抗がん剤」として使われる。悪性リンパ腫のCHOP療法にもステロイドが使われている）。

その後、抗がん剤の種類や数などを変えて「MP療法」と比べる「比較試験」が幾つも実施されました。しかし結果はきまって、生存期間に違いなし。「新たに試した方法」によって完全寛解率は向上するものの、副作用が強くて生存期間は延びませんでした。「①抗がん剤のみ」と「②大量の抗がん剤＋自家移植」の比較試験(P.215)をみてわかるとおり、治療内容が強力になって「完全寛解率」が上がるほど、副作用による「治療死」も増えます。

それに加えて、治らないがんでは一般に、通常の抗がん剤治療は(受けない場合に比べ)命を縮めることがはっきりしています(P.83)。

骨髄腫の場合も、抗がん剤治療は一切うけずに、緩和ケアに徹しても、生存期間は変わらないでしょう。そうすれば、抗がん剤や分子標的薬などの副作用で苦しまず、治療死することも後遺症もなく生活でき、生活の質がより良くなることが期待できます。

その場合、骨痛に対しては、鎮痛剤のほか、放射線治療の有用性が高い。血液内科が高額な薬物療法を偏愛している影響で、存在感が低下していますが、放射線治療の除痛効果は薬剤より強く、副作用もほとんどないことを想起すべきです。

「抗がん剤」では治らないがん種

悪性脳腫瘍《あくせいのうしゅよう》（膠芽腫《こうがしゅ》）

脳腫瘍にはいろいろな組織型があるため、患者数の多いグリオブラストーマ（膠芽腫《こうがしゅ》）を取り上げます。種々のがん種の中で、もっとも悪性度が高く、治療困難ながんです。

症状

- 腫瘍ができた部位により、症状が異なる。
- 脳の右側にできると、左側の手足のマヒや感覚異常、というように、症状は反対側にでる。
- 脳の前の方にある「前頭葉」だと、人格変化や記憶障害などが生じる。

標準治療

手術

- 頭蓋骨の一部を切って外す「開頭術」で、がん細胞があることが確実な「腫瘍部分」とその周囲をできるだけ切除する。

放射線治療

・術後に放射線治療をする。

抗がん剤治療

・抗がん剤「テモダール」と、分子標的薬「アバスチン」を投与する。

Dr.近藤解説

開頭手術は受けない

基本的に膠芽腫《こうがしゅ》は、治ることがありません。そして標準治療を受けた患者さんたちは、ほとんどが2年以内に亡くなります。これが出発点です。

膠芽腫であることは、CTやMRIでほぼ診断できます。どうしても組織型を確かめたければ、頭蓋骨に小さな穴をあけて、そこを通して組織を取る方法もあります。

開頭手術に同意すると、がんも切除されてしまうわけですが、膠芽腫は正常脳組織に染みこむように広がっています。そういう、正常に活動しているはずの脳組織も摘出するため、神経症状は手術によってほぼ確実に悪化します。

それゆえ、開頭手術を受ける意味はない、と考えています。

しかし、手術を担当する脳外科医は、そうは考えないのでしょう。手術をしたら寝たきりになって、言語能力を失い、別人格になると確実に予想される場合でも、開頭手術に突入することを勧めてきます。

放射線治療をしても、再増大しがち

放射線治療は、腫瘍を小さくする目的で受けてもいいかもしれません。受けるかどうかの判断基準は、自覚症状が良くなりそうかどうか、です。

つまり緩和目的ですが、症状緩和に成功しても、たいてい照射した部位にがん細胞が残って、再増大してきます。これらのことから、放射線治療を受けない、という判断もありえると思います。

標準治療の「テモダール」と「アバスチン」は受けない

標準治療で使われている「テモダール」と「アバスチン」は、承認のための比較試験にインチキがあるため、受けないほうがいい（別著で、生存期間のグラフを点検しながら解説しました。『僕はあなたを「がん治療」で死なせるわけにはいかない！』文春ムック）。それぞれ、副作用が重大であるため、生活の質（ＱＯＬ）もかならず下がります。

ということを僕は、相談にこられた患者さんに伝えるのですが、医師が勧めるクスリを断るのは大変です。ある方は、開頭手術は拒否して放射線治療をうけたのですが、テモダールとアバスチンには同意してしまった。するとアバスチンを注射されたその日から、言動がおかしくなってボケ（痴呆）状態になったそうです（詳しくは前掲書）。

自覚症状がなく、脳ドックで発見された「グリオブラストーマ」は、自覚症状がでてくるまでに相当時間がかかる可能性があります。それゆえ何も治療しないでいるほうが、ＱＯＬが高いまま少しでも長生きできるでしょう。

舌《ぜっ》がん

患者数が多い1期（腫瘍が2cm以下、リンパ節転移なし）と2期（腫瘍が2〜4cm、リンパ節転移なし）で説明をすすめます。

症状

- 舌の側縁部に、硬くて痛みのないシコリができる。
- がんの部分が掘れて（潰瘍）、痛むケースもある。

標準治療

●手術

- 1期、2期とも、患部を含む「舌の部分切除」や「舌の半側切除」が実施される。
- 2期のほうが半側切除になりやすい。半側切除だと、からだのどこからか筋肉をもってきて、舌に縫い合わせる「舌再建術」が併施される。
- 種々の検査でリンパ節転移がないと判断されても、再発予防と称し、がんと同側の頸部リンパ節がごっそり切除されることが多い（リンパ節郭清《かくせい》）。

放射線治療

・放射線がでる金属製の針や粒子をつかった「小線源放射線治療」が実施される。

・施行している病院は少ない。

Dr.近藤解説

手術の後遺症

・舌を切り取れば、その分、咀嚼《そしゃく》（食物を噛むこと）、嚥下《えんげ》、会話の機能は確実に悪化し、誤嚥《ごえん》性肺炎などで死亡することもある。

・舌再建術で移植された筋肉は、動かないので、会話機能などは改善しない。

・言葉が不明瞭になって他人には聞きとりにくく、公務員以外は仕事を失うことがほとんど。

・リンパ節郭清《かくせい》では、肩があがらない、首が動かしにくいなど、ひどい後遺症が生じます。

選択すべきは「小線源放射線治療《しょうせんげんほうしゃせんちりょう》」

他方で、舌がんがあっても、そのことだけで死ぬことはありません。がんが舌全体に広がってから舌がんに気づくケースがあるのが、その証拠です。

また手術をすると、本物のがん（どこかに臓器転移がひそんでいる）であれば、がんが暴れだすでしょう。そのため、せっかくリンパ節を郭清《かくせい》した「傷あと」によく再発します。

もし1期、2期で治療を受けると決めたら、小線源をもちいた放射線治療にすべきです。

通常のリニアックなどによる「外部照射」は、遠くにある「線源」から放射線をだして患部に照射しているのに対し、「小線源放射線治療」とは、放射線がでる小さな線源を患部に一時的に埋め込むなどして照射する方法です。外部照射にくらべ、がんに対する効果が強力で、後遺症が少ないというメリットがあります。

手術と小線源治療は、生存期間や生存率は同じです。他方、小線源治療では、手術と異なり咀嚼、嚥下、会話機能の低下は見られません。

しかし日本では、全患者の9割に手術が行われています。

これは舌がんを見つけるのが歯科医や耳鼻科医であるため、がん専門病院や大学病院の手術医に紹介され、そこで適当なことを言われて手術に誘導されてしまうから。結果的に、放射線治療医には会わせてもらえずに終わります。

したがって患者さんが取るべき対策は、「手術」と言われたら、小線源治療をしている病院を探すことです。実施している病院は、全国でも10か所未満です。ウェブで「小線源治療」と「舌がん」という2つのキーワードで検索すると見つかるはずです。

リニアックを用いた「外部照射」は簡便ですが、再発しやすいので、受けないほうがよい。

また、陽子線・重粒子線・サイバーナイフなどによる「ピンポイント照射」も、効果が不安定な半面、ひどい後遺症が生じる恐れがあるので、受けないほうがいい。

リンパ節転移が認められない段階で「予防的」と称して「リンパ節郭清《かくせい》」を勧める病院がありますが、これは無意味で、有害です。他方、リンパ節への転移が確実な場合にも、リンパ節郭清《かくせい》はがんが暴れだす恐れがあるので、(放置をふくむ)慎重な検討が必要です。

中咽頭《ちゅういんとう》がん

中咽頭とは口腔の奥の部位で、上方は「軟口蓋《なんこうがい》」（のどちんこ）、前方は「舌の根部」、側方には「口蓋扁桃《こうがいへんとう》」（扁桃腺《へんとうせん》）があります。

症状

- 飲みこむときの違和感、咽頭の痛み、口をあけにくい、など。
- 頸部リンパ節が腫れて、無痛性の硬いしこりを触れることもよくある。

標準治療

●手術

- 小さながんだと、口から器具を差し入れて切除できるケースもある。
- 部位によって切除範囲が異なるが、正常組織も含め、広めに切除される。
- 下あごの骨、舌、喉頭、下咽頭（中咽頭より下）などが一緒に切除されることもある。
- 頸部リンパ節は、腫れていない場合でも、ごっそり切除されることが少なくない（リンパ節郭清《かくせい》）。

●**放射線治療**

・唾液腺《だえきせん》（耳下腺《じかせん》）障害が生じやすい部位なので、その程度を下げるために、強度変調放射線治療「IMRT」が実施される（P.121）。

●**化学放射線療法**

・放射線の治療効果を上げるため、抗がん剤の併用も盛んである。

Dr.近藤解説

重い「手術」の後遺症

中咽頭は、咀嚼《そしゃく》、嚥下《えんげ》、発声《はっせい》という重要機能をつかさどるので、手術は後遺症が甚大《じんだい》、かつ、QOLを著しく下げます。下あごの骨が切除されただけでも、口の開閉がしにくくなったり、咀嚼が困難になったりするものです。

舌を切除されるケースでは、咀嚼《そしゃく》（食物を噛むこと）、嚥下《えんげ》、会話の機能が確実に悪化し、誤嚥性肺炎《ごえんせいはいえん》などで死亡することもあります。「舌再建術」で移植された筋肉は、動かないので、会話機能などは改善しません。

喉頭を全摘出されるケースでは、声帯が切除されるので、自然な発声は不可能となります。下咽頭を切除すると、食物の通り道が途絶するので、開腹して小腸の一部を切除し、のどに移植する「遊離空腸移植術《ゆうりくうちょういしょくじゅつ》」を行います。移植した小腸を縫いつけた「吻合部《ふんごうぶ》」や人工気管孔の「狭窄《きょうさく》」が生じたり、「腸閉そく」が起きるなど、術後のトラブルも多く、経口摂取が結果的に不可能なケースも少なくありません。

のどの下方に穴をあけて、呼吸用の空気を出し入れする「永久人工気管孔《えいきゅうじんこうきかんこう》」をつくった場合は、水が一滴でも入ったら、むせて大変なので、入浴・シャワーにも気をつかいます。

頸部のリンパ節郭清《かくせい》も、痛み、神経マヒ、つらい肩コリなどの後遺症がひどい。しかも、リンパ節郭清《かくせい》をするケースは、転移がひそんでいる「本物のがん」であることが多く、手術の刺激で眠っていたがんが暴れだす「郭清《かくせい》の傷あと再発」がよく見られます。

比較的後遺症の少ない「放射線」単独治療

したがって、もし治療をうけるのであれば、放射線のほうが優れているはずです。ところが照射の仕方によっては、唾液が分泌されなくなり、口内が渇いて大変なことになる。強度変調放射線治療「IMRT」の導入によって、後遺症は減ったはずなのですが、それぞれの病院でどういう照射法がとられているか分からないため、保証まではできません。放射線治療にも、こういった「賭け」の要素があるわけです。

中咽頭がんの放射線治療でも、同時に抗がん剤を加える「化学放射線療法」が流行しています。しかし多数の「比較試験」結果を総合して解析すると、抗がん剤を加えても、放射線単独治療にくらべて生存率が優れるという結論が導けなかった（Lancet 2000;355:949）。

抗がん剤を加えると、嚥下《えんげ》が困難になって「胃ろう」生活を強いられるなど、副作用がはなはだしいので、放射線だけにしたほうがベターでしょう。その場合、放射線治療医に会ったときに、「抗がん剤の併用はイヤだ」とキッパリ言うようにしましょう。

「抗がん剤」では治らないがん種

下咽頭《かいんとう》がん

「下咽頭」とは、「中咽頭」より下、食道より上に位置する部位です。前方には声帯がおさまる「喉頭」があり、食事やツバなど飲みこんだものの通り道として使われます。

症状

- 飲みこむときの違和感。
- リンパ節の腫大（痛みはない）が主症状のこともある。

標準治療

化学放射線療法

- 1～2期に実施されることが多く、頸部リンパ節領域にも、広く照射される。

手術

- 主として3～4期に実施される。が、1～2期でも行われることがあり、治療法の選択は病院により異なる。

〈一般的な手術法〉

- ①下咽頭（および食道の一部）と喉頭を全摘し、②頸部リンパ節を郭清《かくせい》する。
- 食物の通り道が途絶するので、③開腹して小腸の一部を切除し、のどに移植する「遊離《ゆうり》空腸《くうちょう》移植《いしょく》術《じゅつ》」を行う。
- 喉頭が全摘されるため、④のどの下方に穴をあけて「永久人工気管孔《えいきゅうじんこうきかんこう》」を設ける。
- がんの進行度が低ければ、下咽頭をのこす「粘膜切除術《ねんまくせつじょじゅつ》」が実施されたり、手術をするのでも喉頭が温存されたりする。

Dr.近藤解説

進行期でも「手術」は選択しない

「下咽頭がん」と「声帯がんは」、いわば隣同士で、どちらも喫煙経験者に多いのですが、治療成績は大きく異なります。下咽頭がんは臓器に転移している率が高く、生存率が不良です。リンパ節に転移している率も高いため、「声帯がん」とは異なり早期のがんでもリンパ節切除（郭清《かくせい》）が実施されやすくなります。

下咽頭がんの手術後は、自然な発声が不可能になり、呼吸のための「人工気管孔《じんこうきかんこう》」に水が一滴でも入ったら、むせて大変なので、入浴・シャワーにも気をつかいます。さらに移植した小腸を縫いつけた「吻合部《ふんごうぶ》」や人工気管孔の「狭窄《きょうさく》」が生じたり、「腸閉そく」が起きるなど、術後のトラブルも多く、経口摂取が結果的に不可能なケースも少なくない。

また頸部のリンパを郭清《かくせい》すると、痛みが生じ、神経マヒのため肩が上がらない、肩が凝って辛いなど、日常生活の質は著しく低下します。

これら負担の大きな手術をしても、下咽頭がんの治療成績は不良です。たとえば4期の場合、5年生存率は20％程度です。眠っていた転移がん細胞が、大手術をきっかけに目覚めて暴れだすのも、生存率が悪化する原因でしょう。

このようなことから、下咽頭がんは進行期であっても、手術を受けないのが正解だと思います。ではどうするか。①化学放射線療法、②放射線治療だけ、③放置療法という3つの選択肢があります。

「化学放射線療法」より、「放射線治療のみ」を選ぶ

放射線治療をしながら抗がん剤を使用する「化学放射線療法」が一般的に実施されるようになりました。手術と異なり下咽頭や喉頭を残せるし、進行期のがんでも手術と生存期間や生存率は同等です。しかし、広い範囲に放射線を照射するので、唾液がでない、味覚がなくなる等、QOLはかなり悪くなります。僕の外来に来られた、大学病院で治療された方は、5分おきに水の入ったスプレーをシュッと吹き付け、口の渇きをいやしていました。それが一生つづく可能性があるのです。

また後遺症の「摂食障害」も、頻繁に生じます。飲み込むときに使うのどの筋肉が硬くなるせいか、20〜40%に嚥下《えんげ》困難が生じ、そうなると「胃ろう」をつけてそこから栄養分を流しこむ生活になります。

放射線治療だけの場合は、「化学放射線療法」に比べ、放射線を照射した範囲内の再発率が5〜10%程度高くなるでしょう。しかし照射範囲内の再発ではなかなか死なない一方、が

んが暴れだす可能性は「化学放射線療法」や「手術」より低いはずで、結果的に生存期間や生存率は変わらなくなる。

他方、化学放射線療法とは異なり、永続する嚥下《えんげ》困難は生じにくい。ただし唾液腺の障害は、抗がん剤を併用する場合と同じように生じます。

「放置療法」が延命効果、QOL共にもっとも良い

僕は、下咽頭がん「放置」を決めた方々のその後を知る機会があるのですが、元気で生活の質が高いことに驚かされます。4期でも（推定）5年生存率は50%を超えそうです。

問題は、頸部のリンパ節転移が増大しがちなことです。なかには、おとぎ話の「コブトリ爺さん」のようになってしまうケースもあります。が、痛みはないか、あっても弱く（鎮痛剤を使う人は少ない）、からだが弱ることもないので、「何もしないのが一番安全」、「なんとかしようとすると死にやすい」と伝えています。

放置療法では、がん腫瘤が増大して、〝のどに食べ物が引っかかる〟症状が悪化するケー

スはあります。ただし「食道がん」のように、食べものが全然入っていかない「嚥下《えんげ》不能」は、今のところ見たことはありません。下咽頭は食道よりもスペースが広いので、嚥下《えんげ》が制限されることが少ないからでしょう。食べづらくても、化学放射線療法の副作用による「胃ろう」生活よりは、ずっと良いと思われます。休眠がんが治療の刺激で暴れだすこともありません。

自覚症状がないのに、内視鏡検査でごく初期の下咽頭がんが見つかるケースが増えていま す。その場合、「粘膜切除術」が行われますが、術創が治る過程で硬くなって縮んでしまい、下咽頭が狭窄して、食事が通りにくくなるケースが頻発しています。

内視鏡で切除できるような病変は「がんもどき」ですから、治療の必要がない。しかし発見されて「がん」と告げられてしまうと、心理的に放っておくのは難しい。下咽頭が残せると言われればなおさらです。結果、粘膜切除術をうけて、後遺症（狭窄）でQOLを悪くしてしまう。

「粘膜切除が可能ながん」は、胃や食道の内視鏡検査をするときに偶然みつかることが多いので、内視鏡検査を受けないことが後遺症の確実な予防策になります。

喉《こう》頭《とう》がん（声《せい》門《もん》がん）

発声装置である「声帯」とその付近にできる「喉頭《こうとう》がん」。声門がん（声帯がん）が最多なので、それを解説します。

症状

- ほぼ全員に「かすれ声」（嗄声《させい》）が生じる。
- がんが進行して声門が狭くなると、息苦しさがでてくる。

標準治療

放射線治療

- 早期のがん（1～2期）…放射線治療が第一選択。
- 進行がん（3～4期）…抗がん剤と併用で実施されることが多い（化学放射線療法）。

手術

- 喉頭温存手術と喉頭全摘術がある。

- **喉頭温存手術**…早期がん（1～2期）の初回治療や、放射線治療後の再発ケースで実施される。
- **喉頭全摘術**…進行がん（3～4期）の初回治療や、放射線治療後の再発に対する「救済手術」として実施される。声帯が切除されるので、自然な発声は不可能となり、首の下にあけた1円玉大の「永久気管孔《えいきゅうきかんこう》」から呼吸用の空気を出し入れする。

抗がん剤治療

- 再発に対して救済手術ができない場合、抗がん剤治療が行われる。

Dr.近藤解説

1～4期いずれも「喉頭全摘術《こうとうぜんてきじゅつ》」は選ばない

発声装置である「声帯」とその付近にできる「喉頭がん」は、部位により「声門がん」、「声門上がん」、「声門下がん」に分けられます。

僕が医者になった頃、慶應大学病院の耳鼻科の治療方針は、たとえば早期の「声門がん」に対して、教授は放射線治療を行い、助教授は喉頭全摘術を行うというように、医師によりまちまちでした。見かねて僕がその助教授に「進行がんでも放射線で治せますよ」と諭したら、「若い医師のトレーニングのためにも手術は必要だからね」と言われてお終い。その後、彼はめでたく他大学の教授職に栄転しました。全摘手術を続けたことが功績になったのでしょう（経緯は『がんより怖い　がん治療』小学館）。

いまでは日本中の耳鼻科医たちが、進行がんでも喉頭温存を目指している、ということになっています。しかし耳鼻科医の本性は手術好き。喉頭がんの方は要注意です。

「放射線治療」だけで治る率は、「喉頭全摘術」と同じ

さて1〜2期は、放射線治療だけで治る率が、喉頭全摘術と同じです。であれば当然、放射線を選ぶべきです。3〜4期となると、放射線治療後の再発率は結構高い。しかし「①喉頭全摘術」と「②放射線治療」の比較試験によると、①②の生存率は同じでした（NEng

J Med 1991;324:1685)。したがって、放射線治療を選ぶのが得策です。

放射線に抗がん剤をプラスする「化学放射線療法」はどうか。

「①放射線治療だけ」と「②放射線＋抗がん剤」を比べた比較試験があります。喉頭を残すことができる率は、②の「＋抗がん剤」が10％以上高くなりました。しかし②は喉頭がん以外の原因や治療で亡くなる率が高く、結果的に①②の生存率は変わりがなかった。

生存率に変わりがないのであれば、喉頭が残せる率が高い「化学放射線療法」を選びたくなるでしょうが、別の報告では、②の「放射線＋抗がん剤」は、4人に1人の割り合いで、喉の筋肉が硬くなり、口の中に入れた食物を飲みこめない「重篤な嚥下《えんげ》困難」が発生するとされています（Oral Oncol 2016;57:21）。結果、誤嚥《ごえん》性肺炎や、胃に体外からチューブを刺しこんで留置し、チューブに流動食を流しこむ「胃ろう」生活が待っています。

進行がんの治療をうける場合、放射線を選ぶのは当然として、抗がん剤を併用するかどうかは極めて悩ましい問題です。だからこそ、決定を医者まかせにすると、たいてい後悔します。なお再発への抗がん剤治療は無意味・有害なので、受けないほうがいい。

甲状腺《こうじょうせん》がん

いろいろな組織型がありますが、甲状腺がんの9割以上を占める「乳頭がん」で、治療法を説明します。

症状

・検査機器がなかった数十年前までは、「喉《のど》ぼとけ」の下方に、痛みのない硬いシコリが生じて見つかるケースがほぼ全てでした（症状発見がん）。
・現在は、圧倒的多数はシコリがなく、健診などでの超音波検査で見つかります（健診発見がん）。

標準治療

●手術

・症状発見がんも健診発見がんも、正常な甲状腺部分を含めて切除する。
・甲状腺は「左葉」と「右葉」からなるが、米国では、左右の甲状腺を摘出するのが普通

（全摘術）。
- 日本では、がんがある側の甲状腺だけ摘出することが多い（半切術）が、全摘術も実施されている。
- 健診発見がんでも、気管の周囲にあるリンパ節を郭清《かくせい》することが多い。

非手術療法

- 乳頭がんは放射線感受性が低いので、外部からの放射線照射は選ばれない。
- 抗がん剤も使われない。

Dr.近藤解説

合併症や後遺症の多い「手術」

症状発見がんは、がんが気管に食いこむなど、進行した状態で見つかるケースもありますが、手術をすれば延命できるというエビデンスはありません。

また健診をすると甲状腺がんがよく発見されますが、それを手術しても、甲状腺がんによる死亡数は減らないことが分かっています。

例えば、韓国では90年代から健診が盛んになり、甲状腺がんの発見数が15倍になりました。しかし死亡数はちっとも減らなかった（N Engl J Med 2014;371:1765. グラフは『健康診断は受けてはいけない』文春新書に転載）。

手術によりひどい合併症や後遺症が多いことも判明しています。「副甲状腺」というホルモンを分泌する器官まで切除されると、「副甲状腺機能の低下症」になって一生クスリづけになる人が11％。

声帯を動かす「反回神経」が切られてしまい、正常な声を失う人が2％です。

症状のない健診発見がんはがんと言われたことを忘れて暮らす

そもそも微小で無害な甲状腺がんは、成人の3人に1人がもっています（潜在がん）。検査を受けなければ、気づくこともなく、無事に人生を終えられたのに、発見されたがために手術で大変なことになるのです。

整理すると、健診を受けていない人に見つかる「症状発見がん」は、その一部が、すでに臓器に転移している「本物のがん」なので、手術をしても治らない。

これら「本物のがん」は、がん細胞が発生して間もなく転移するので、健診で見つかる大きさになってから発見したときには、すでに転移したあとですから、手術しても治らない。

他方、転移する性質がない「がんもどき」は放っておいても、新たに転移して「本物のがん」に変わることはありません。そのため健診で「がんもどき」を大量に見つけても、がん死予防にはならないのです。

実際にも、健診で発見された甲状腺がんは、放置してもシコリなどの症状がでてきません。超音波検査で「リンパ節転移」が見つかった場合でも、放置によって問題は生じない。

したがって、もし健診で甲状腺がんを発見されても、がんと言われたことを忘れて暮らすのが一番です。

小細胞肺《しょうさいぼうはい》がん

全肺がんの15％を占める、がん細胞のサイズが小さいものを「小細胞肺がん」とよびます。進行度は伝統的に「限局型」と「進展型」に分けられます。

症状

- 咳、痰、血痰、息切れ、胸痛など。
- 「小細胞肺がん」に特徴的な症状はない。
- 自覚症状がない「健診発見がん」もある。

標準治療

限局型

- すべての病巣を、放射線治療の照射野に含めることができるケースが限局型とされた。
- 限局型と言っても、ステージ分類で1期のものから、3期に相当するものまで含まれる。

【手術が可能（1〜2期）】

- 外科的切除。初発病巣と近くのリンパ節を切除する。
- その後に抗がん剤治療（多剤併用化学療法を数コース）。

【手術が不可能】

- 全身状態などから手術不可とされたケース（1期）では、定位放射線治療（ピンポイント照射）。
- 2期は通常の方法による放射線治療だけか、抗がん剤治療の併用。
- 切除不能なケースでは（3期相当）、化学放射線療法。

■進展型

- 多剤併用による抗がん剤治療。
- 症状を緩和するために、放射線治療が実施されることもある。
- 脳転移の予防として、放射線の「全脳照射」が実施される（結果、よくボケる）。

Dr.近藤解説

「限局型」1～2期は、治療しなければ、長く生きられる

切除できた「小細胞肺がん」ケースの5年生存率は、（報告論文によって多少異なりますが）30％前後です。しかし切除されたケースは1～2期なので、手術をしなければ、もっと長生きできたのではないか。それを強く思わせるのは、術後1年以内に、およそ20％が亡くなっているからです（Thorax 2014;69:269）。

1～2期で手術可能であるということは、圧倒的多数が「健診発見がん」であり、患者さんは元気だったことを意味します。その場合、放っておいても（転移がひそんでいる本物のがんでも）何年も生きられるものです。

それなのに手術をうけると直ぐに死んでしまうのは、手術や抗がん剤の副作用でやられるのに加え、がんが暴れだしたからではないか。それは確実なように思われます。

また小細胞肺がんは、喫煙者や喫煙経験者に多い。タバコの影響で間質性肺炎や肺気腫などが併存していることも、手術や抗がん剤の副作用で死にやすい原因です。

「進展型」は症状が出てから、緩和ケアを

「進展型」の小細胞肺がんは、長くは生きられないと言われています。英国の統計では1年以内に80%が、5年以内に95%以上が亡くなっています（前掲 Thorax）。

しかしこれも、抗がん剤治療のせいではないか。抗がん剤治療が実施されるのは、元気だったケースです。

仮に咳や痰などの症状があっても、抗がん剤治療ができるほど元気であれば、そう簡単には死なないものです。抗がん剤で死期を早めているのは確実でしょう。

「限局型」も「進展型」も、QOLを悪化させている症状がなければ、手術や抗がん剤治療をうけない。放射線治療も、がんが暴れだす可能性があります。

放置して症状がでてQOLが悪くなったら、緩和ケアに徹する。緩和ケアが必要な「有症状」の場合、がんは既に暴れているわけなので、放射線治療でがんが暴れだすことを心配しても仕方がない。必要なケースでは、放射線を用いて症状を和らげるのが得策でしょう。

「抗がん剤」では治らないがん種

非《ひ》小《しょう》細《さい》胞《ぼう》肺《はい》がん

全肺がんの85％を占める、がん細胞のサイズが大きいものを「非小細胞肺がん」とよびます。「非小細胞肺がん」の中に「腺がん」や「扁平上皮がん」などがあります。

症状

- 咳、痰、血痰、息切れなど。
- 「非小細胞肺がん」に特徴的な症状はない。
- 自覚症状がない「健診発見がん」も、たくさんある。
- 脳転移による神経症状、骨転移による骨痛などで見つかるケースもある。

標準治療

手術

- 病巣が限局している場合（1〜2期）も、より進行している3期のケースも、切り取れそうであれば、外科的切除が勧められる。

- 初発病巣と近くにあるリンパ節を切除する。
- 術後に抗がん剤治療を勧められる。

放射線治療

- 1～3期まで、リニアックによる外部照射の対象になる。
- 1期では、定位放射線治療（ピンポイント照射）やＩＭＲＴなどの「高精度放射線治療」がよく行われる。

化学放射線治療

- 放射線と抗がん剤を併用する化学放射線療法は、3期のケースによく行われる。
- 放射線と抗がん剤の施行時期をずらす方式と、同時期に併用する方式がある。

●抗がん剤治療

- 4期、または初回治療後の再発は、抗がん剤だけで治療されてきた。
- 最近では「分子標的薬」や「免疫チェックポイント阻害剤」などの新薬が優先されるケースが増えているが、それらの薬物がダメだとなると、抗がん剤治療になる。

●分子標的薬

- 肺がんへの使用が認められている分子標的薬はいくつもある。
- 生検で得られたがん組織を「遺伝子検査」にまわし、その結果で使用する分子標的薬を決めるのが普通。

●免疫チェックポイント阻害剤

- 肺がんに使用できる免疫チェックポイント阻害剤は、「オプジーボ」、「キイトルーダ」など数種類ある。
- 抗がん剤や分子標的薬より先に使用されることもある。

Dr.近藤解説

「健診発見がん」の放置は、5年生存率100%

健診を受けるのは元気で健康な人だし、発見されたがんは1期が圧倒的多数なので、放っておいても直ぐ死ぬようなことはない。僕の診療経験からは、放置した場合の5年生存率は100%近くになります。

ところが1期の健診発見がんでも、手術や放射線などによる治療をうけると、5年生存率は70%前後と急減します。そうなる理由は、①手術、放射線、抗がん剤の副作用や後遺症による「治療死」と、②潜んでいたがん細胞が目をさまし、暴れだすからです。

それゆえ長生きしたいなら、「健診発見がん」の治療はやめておいたほうがいい。がんと診断されたことを忘れて暮らすのが、一番ラクに安全に長生きする道です。

ただ多数の「健診発見がん」の中には、「本物のがん」が2割程度まぎれこんでいます。したがって長い経過のうちには、転移が生じたり、病状が悪化したりするケースもでてきます。その場合には緩和ケアに徹すれば、（抗がん剤治療をうけた場合などと違って）急死することはなく、より長生きできるものです。

自覚症状があってQOLが悪くなったら、「緩和ケア」で対応を

咳や胸痛などの自覚症状があって発見されたケースは、がんが広がっていて手術ができないことがほとんどなので、抗がん剤などの薬物療法が中心になります。

しかし総論で解説したように、抗がん剤、分子標的薬、免疫チェックポイント阻害剤「オプジーボ」などを新薬として承認してもらうための「比較試験」は、製薬会社が実施し、金銭的なつながりが深い医師たちが担当しているので、信用するのは難しい。

図10をみてみましょう。これは、非小細胞肺がんにオプジーボを投与することを（各国政府が）承認する根拠となった比較試験です。オプジーボ群の生存率が後半、抗がん剤群のそれを上回っているのが承認根拠になりました。

図10　承認時に参照された比較試験の結果

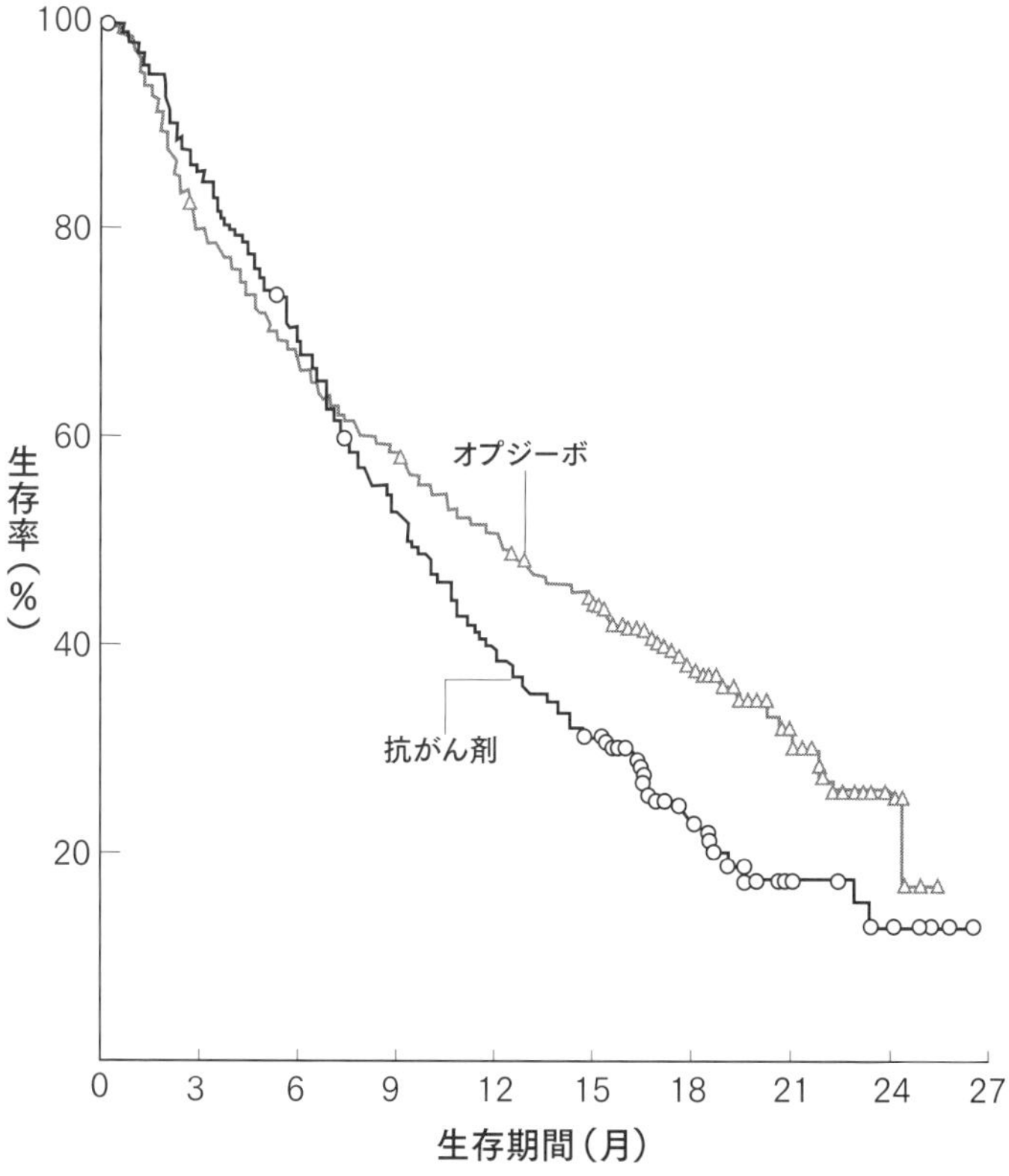

出典：N Engl J Med 2015;373:1627

しかし、その後に発表された（別の）比較試験のデータでは、オプジーボ群と抗がん剤群の（生存率の）グラフがピッタリ重なってしまいました。先に紹介したメラノーマ（悪性黒色腫）の比較試験と同じことが起きたわけです（P.114図9の比較試験も含め、詳しくは『眠っているがんを起こしてはいけない。』飛鳥新書）。

ただ、承認根拠としては信用できない試験にも、参考にできる部分はあります。試験開始後（つまりクスリの投与開始後）3か月のうちに、抗がん剤でもオプジーボでも、患者たちの2割ちかくが亡くなっている点です。

この試験の被験者たちは、通常の日常生活をふつうに送ることができている、もしくは軽い家事や事務作業ができている人たちです。全身状態が比較的よいので被験者として選ばれました、本来ならすぐに死ぬようなことはない人たちです。

それなのに、クスリの投与を始めると、バタバタと死んでいく。これがクスリの副作用のせいでなかったら、なんなのでしょうか。――こういう製薬会社や医師たちにとって不都合なデータ部分は、信頼に値するはずです。

このように、元気な患者さんたちが治療開始直後からバタバタと亡くなるのは、あらゆる薬物療法の比較試験で、あるいは日常診療で、ごく当たり前に見られる現象です。

肺がん治療に従事する医師たちは、クスリを開始するとバタバタと死にはじめ、1年以内に半数から3分の2程度が亡くなるのは当然で、がんのせいだと思いこんでいます。一方、治療を拒否した患者には「もう来るな」と言うので、肺がんを放置した患者さんのその後を見ることがありません。そのため、たとえば両肺に転移がある4期の肺がん患者が、無治療・放置で何年も生きているということなどは想像もつかないのでしょう（詳しくは前掲書）。

もし無治療・放置が優れていると悟ると、己に正直であれば、がん治療が続けられなくなるので、気づかぬように無意識下に心理的ブレーキをかけているのだろうと見ています（無意味・有害と気づいていても抗がん剤治療を続けていた、と医師に告白されたこともあります）。

薬物療法を提案された「非小細胞肺がん」の患者さんは、QOLを悪化させている症状がなければ治療をうけない。自覚症状があってQOLが悪くなっていたら、鎮痛剤や放射線などで緩和ケアに徹する。それが一番ラクに安全に長生きできる道だと思います。

食道がん

日本人の食道がんの大部分は食道の中央付近から食道の下部にできます。初期には自覚症状がないことがほとんどです。

症状

- 食べ物を飲みこむときに「喉《のど》にひっかかる」感じがしたり、ものが飲みこめなくなる。
- 食道の入り口から出口までのどこにがんが発生しても、喉にひっかかる感じがする。
- 健診で発見されることも多い。

標準治療

進行度について

- 進行度（ステージ）は、がんが壁のどこまで達しているか（深達度）と、リンパ節転移や臓器転移の有無によって、0期、1期、2期、3期、4期の5段階に分かれる。
- 術後の病理検査で、各ステージが（1A期、1B期というように）細分化される。

●ステージ0期

- がんが粘膜の最上層にある「上皮」にとどまっている。
- 内視鏡による「粘膜下層剥離術《ねんまくかそうはくりじゅつ》」（ＥＳＤ）が実施され、食道を摘出しないのが原則。

●ステージ1Ａ期

- がんが上皮を超えるが、粘膜内にとどまっている。
- 「粘膜下層剥離術」が提案される場合と、食道の切除術が提案される場合がある。
- 「粘膜下層剥離術」後の病理検査で「１Ａ期」とわかると、食道の切除術が提案されることがある。

●ステージ1Ｂ期以上

- がんが「粘膜下層」にまで入りこんでいる状態。

- 食道切除術が基本。「粘膜下層剥離術」のあとに1B期であることがわかったときも同じ。
- がんが「筋層」以深にあれば、ステージ2～3で、食道切除になる。
- 肺や肝臓などへの転移が明らかな場合や、リンパ節転移の個数が多いときはステージ4。抗がん剤治療が中心となる。

Dr.近藤解説

「手術」は最も リスクが高い

【食道切除術とは】
- 胃袋を筒状にして、胸部に引き上げ、「代用食道」にする。
- リンパ節郭清《かくせい》も実施する。その場合、頸部、胸部、上腹部のリンパ節すべてを郭清《かくせい》する「3領域郭清《かくせい》」を実施することが多い。

歌舞伎役者の中村勘三郎さんが術後4か月で、手術の合併症である「肺炎」のために亡くなったように、食道の切除術はとにかく危険。日本で手術を始めたころは、1か月以内に患者の95%が「術死」していた。今日では術後1か月以内の死亡率こそ下がっていますが、勘三郎さんのように合併症や後遺症で1年以内に亡くなる人は、手術を受けた人の2～3割にもなるでしょう。

そのうえ手術は、からだへの負担が大きく、それが刺激となって眠っていたがん細胞が暴れだし、命を縮めます。他方で、がんから毒がでるのではないので、がんを放っておいても、栄養さえとれていれば、死ぬことはありません。手術をうけるよりも、がんを放置するほうが、ラクに安全に長生きできることは確実です。

抗がん剤をプラスする意味がない

人は「がん」と聞くと、治療を受けたくなるものです。手術を断った場合に提示される「抗がん剤＋放射線」の「化学放射線療法」は、手術よりは安全だし、5年後の生存率も手術より少し高くなります（J Clin Oncol 2007;25:1160）。

しかし、この方法も「手術よりはマシ」というだけで、患者さんは副作用でバタバタ亡くなります。「放射線だけ」で治療するのに比べ、放射線＋抗がん剤の「化学放射線療法」の生存率は伸びません（Cancer Treat Rev2012;38:599）。

だったら抗がん剤による副作用は丸損です。副作用死の原因は、①「放射線」の副作用に「抗がん剤」の副作用が加わること。②リンパ節まで照射しようとして、極めて広い範囲に照射することでしょう。

結論は、放射線治療を受けたい方は、抗がん剤を断って、放射線だけにするとよいでしょう。

「放射線」の照射範囲

放射線を照射する範囲は、喉元から胃の上部にかけての広い範囲ではなく、食道にある初発病巣だけにしてもらうことがポイントです。食道がんでは比較試験はないようですが、いろいろながん種で、リンパ節を叩いても生存率は延びていません。それどころか胃がんや子宮体がんなど内臓のがん種では、生存率が落ちています。

ただし、放射線だけで治療しても、副作用で亡くなるケースや、がんが暴れだすケースをゼロにできないことは注意すべきです。

内視鏡による粘膜下層剥離術《ねんまくかそうはくりじゅつ》（ESD）

食道は内側から①「粘膜」②「粘膜下層」③「筋層」という3層からなっています。がんが粘膜の最上部にある「上皮」にとどまっている（と見える）場合、内視鏡で観察しながら、粘膜下層にメスを入れ、粘膜をはいでいく「粘膜下層剥離術《ねんまくかそうはくりじゅつ》」が実施可能です。食道が残せるため、切除手術よりは断然マシです。

ただし「粘膜下層剥離術」にも、以下のような可能性があります。
・「粘膜下層剥離術」後に、医師から「食道切除」と申し渡されてしまう。

・「粘膜下層剥離術」の合併症で食道に穴があいて緊急手術になり、食道を切除されてしまう。
・「粘膜下層剥離術」後に、食道が狭くなって（狭窄《きょうさく》）、食べたものが通らなくなり、QOLが著しく下がる。
このように、さまざまな問題や欠点を考慮すると、放置したほうが安全に長生きできるでしょう。

摂食障害の緩和

食道がんは放置するのが最も延命効果が高いと考えますが、問題は、がんによって食事が通らなくなった場合です。よく噛んで食べる、流動食にするなどの努力しても体重が減っていくと、がんではなく栄養失調のために死亡します。

そこで栄養をとる方法としては、①「放射線治療」、②「胃ろうの造設」、③「ステント術」などがあります。

・**［がんが大動脈や気管を巻き込んでいる可能性がある場合］**

「放射線」や「ステント術」は大動脈からの大出血（即死）や、気管と食道との間に穴があいて肺炎などの呼吸障害を引き起こす可能性があるので、「胃ろう」がベター。

・【がんが大動脈や気管を巻き込んでいない場合】

「放射線照射」や「ステント術」なども有効です。

詳しくは別著に（『僕はあなたを「がん治療」で死なせるわけにはいかない！』文春ムック）。

【胃ろうとは】

「人工的水分栄養補給法」と呼ばれているものの一種で、口から入れた内視鏡を使ってお腹の壁と胃壁にそれぞれ小さな穴をあけ、両者が常時つながるように小さな器具をはめる。器具の穴を通して栄養や水分などを送り込む処置。

【ステント術とは】

金属の網をたたんだ棒状のものを、食道の閉塞部に挿入し、金属の網を広げて留置する。がんが増殖してステントをふさぐと、ふたたび開通させるための追加的措置が必要となる。

胃《い》がん

「胃がん」は、胃の壁の内側をおおう粘膜の細胞が何らかの原因でがん細胞となり、無秩序にふえていくことにより発生します。

症状

- 自覚症状がなく、市町村などの「健診」で発見されるケースが多い。
- がんが大きくなると、胃もたれ感が生じることがある。
- がんが胃の入り口や出口をふさぐと、食事をとりにくくなる。
- がん病巣の部分には神経がないため、がんがいくら大きくなっても、痛みはでない。
- 胃がんは正常粘膜が欠けているので、胃酸の攻撃をうけやすく、がんの部分が掘れて（潰瘍化《かいようか》）、正常組織に分布する神経を刺激して痛みがでたり、胃液が小血管の壁をとかして出血することがある。
- 普段から（血栓予防のため）抗凝固剤（いわゆる血液サラサラ薬）を飲んでいると、大出血しやすく、貧血で緊急入院となることがある。

標準治療

●ステージ1A期

- がんが粘膜にとどまる1A期だと、ガイドラインの条件に合致すれば、内視鏡による「粘膜下層剥離術《ねんまくかそうはくりじゅつ》」（ESD）が実施され、胃袋が残る。
- ただし、切除した病変を顕微鏡で調べて（病理検査）、がんが「粘膜の下の層」に達していれば（粘膜下がん）、胃の部分切除か全摘術が実施される（以下、部分切除の場合を含めて「胃切除」）。

●ステージ1B期～3期

【1B期】…術前診断で、粘膜下がんの場合は「早期がん」と呼ばれるが、胃切除になる。
【2期以上】…2期以上は「進行がん」とされ、胃切除になる。
【2～3期】…術後の病理検査で2～3期となると、いわゆる「術後補助化学療法」として、抗がん剤治療が実施される。

●ステージ4期

・最終病期である4期も、手術が可能と判断されれば、胃切除が実施される。

・4期は抗がん剤治療が主治療となる。

●手術

・胃袋にはリンパ節が付着しているので、リンパ節を全然取らずに胃切除をするのは不可能。

・より広い範囲のリンパ節の切除を「郭清《かくせい》」と呼ぶ。日本では、リンパ節郭清《かくせい》がほぼ全例に実施されている。

●薬物療法

・病理検査でがん細胞に、胃がんの増殖に関わる「HER2《ハーツー》」というタンパク質が確認されると、分子標的薬「ハーセプチン」が投与される。

・化学療法が無効で、べつの抗がん剤の組み合わせ（レジメン）に乗り換えても無効だった場合、免疫チェックポイント阻害剤「オプジーボ」が投与される。

Dr.近藤解説

内視鏡による粘膜下層剥離術《ねんまくかそうはくりじゅつ》（ESD）

内視鏡による切除ができる病変は、99％以上が「がんもどき」なので、治療しなくても死ぬことはない。放っておくと消えてしまうケースも少なくない。

他方、「粘膜下層剥離術」（ESD）は、胃に穴があいたり、大出血する「術中の合併症」が5～10％あると言われている。が、真の頻度は知りようがない。ESDが上手な医師がいるとか、患者数が多いという病院は、若手医師も多数いるので、練習台になることを覚悟すべきです。

術後の病理検査で、「思ったより深く入っている」などと脅され、胃切除に追いこまれるケースも少なくない。そういう場合、「本物のがん」である可能性が高く、胃切除を受けると、ひそんでいる臓器転移が暴れだす危険があります。

結論としては、「内視鏡で切除できます」と言われても、それを断るのがラクに安全に長生きする方策です。また根本的には、胃がんが見つかってしまうような検査（健診）を受けないようにすることが肝腎です。

胃切除とリンパ節郭清《かくせい》

日本の消化器外科医が太鼓判を押す「胃切除＋リンパ節郭清《かくせい》」の死亡率は、「胃切除のみ」の2倍にもなります。リンパ節郭清《かくせい》を推進してきた中心人物は、日本で「神の手」と言われている、国立がん研究センター出身の外科医ですが、前述したように、彼がかかわった比較試験にはインチキがあります（P.69）。

もし患者さんが、「胃切除は受けるけれども、リンパ節郭清《かくせい》はやめてください」と申し入れた場合、外科医は、「はい、わかりました」と返事して、手術ではリンパ節も取ってしまうでしょう。あとで文句を言っても後の祭りです。その結果、死亡率が高まることになります。結論としては、胃切除を断るしか道はありません。手術に同意する方は、がん薬物療法を受ける可能性も高く、それも命を縮めます。

僕は慶応大学病院時代を含め、何百人という胃がん患者の相談に乗ってきましたが、全ステージを通じて、胃切除を勧めたケースは一例もありません。

「分子標的薬」や「免疫チェックポイント阻害剤」は断る

新薬と言われる分子標的薬「ハーセプチン」や、免疫チェックポイント阻害剤「オプジーボ」（P.109）も、「劇薬」に指定されおり副作用が強く、縮命効果が激しい。それらが承認される基礎となった比較試験は、いずれも製薬会社が実施し、金銭的につながりのある医師たちが協力した、まったく信用ならないものです。断るのが上策です。

胃がんでよく使われる、芸能レポーターの梨本勝さんが飲み始めて5日で亡くなった飲み薬「ティーエスワン」もしかりです。承認するプロセスのどこにウソがあるかを詳しく知りたい方は『抗がん剤だけはやめなさい』（文春文庫）を参照してください。

化学療法が無効で、さらに次の化学療法に乗り換えて、それも無効だった場合は、「オプジーボ」の投与が認められています。投与法の承認の基礎となった比較試験がありますが、製薬会社が資金提供し、金銭的なつながりが強い医師たちが実施したもので、信頼に値しません（Lancet 2017;390:2461）。

胃の出口閉塞に有効な「ステント術」

がんが胃の出口をふさいだとき、それを口実に胃切除が実施されることがあります。

しかし、内視鏡によって、金属製の筒状の網である「胃・十二指腸ステント」を挿入すれば、食事が可能になって、がんが暴れだす危険性もありません。でも「ステント術」は、標準治療には入っていない。ガイドラインでは、切除手術できるものは手術。できなければ抗がん剤という流れです。ガイドラインの作成委員に外科医が多いからだと見ています。ステント希望者は、各病院の消化器内科を受診すれば、ステント術を受けられるでしょう。

がんが胃の入口をふさいでいるときにも、ステント術が実施されることがあります。が、こちらのほうは、まだ技術的に発展途上と考えておいたほうがいいでしょう。

正しく照射すれば有効な「放射線治療」

進行がんの症状緩和のために、胃部に放射線を照射すると、がん腫瘤が著しく縮小することがあります。ただ日本全体が、これまで胃切除中心だったので、どう照射したら安全かを知っている放射線治療医がほぼいない。がんは消えたけれども、患者本人は大出血のために死亡したケースもあります（『がん治療の95％は間違い』幻冬舎新書）。

胃の正常組織は放射線感受性が高く、穴があいて腹膜炎になったり、大出血して亡くなる可能性があるのです。

放射線治療が効きそうかどうかは、がん腫瘤の形状からおおよそ判断できますが、これはノウハウの範疇《はんちゅう》になり、経験がない放射線科医だと判断が難しいでしょう。

安全な線量は1回（1日）2グレイで週5回、4週間続けると計20回になって、総線量は40グレイ。これくらいならば安全です。50グレイになると、頻度は低いけれど、潰瘍や出血が生じることがあります。60グレイは禁忌と考えるべきでしょう。

「抗がん剤」では治らないがん種

大腸《だいちょう》がん（結腸がん 直腸がん）

大腸は、食べ物の最後の通り道です。盲腸、上行結腸、横行結腸、下行結腸、S状結腸にできる「結腸がん」と、「直腸がん」とに分かれます。

症状

- 便に血がまじる「血便」、便が細くなる、便秘など。
- 便秘が高じて、便が全然でない「腸閉そく」になることもある。

標準治療

※大腸がんの進行度は0期と1～4期に分かれます。

内視鏡による切除

【0期】

- がんが「粘膜」にとどまる状態。粘膜をはぎ取るように切除する「内視鏡による粘膜下《ねんまくか》層剥離術《そうはくりじゅつ》」（ESD）が実施される（腫瘍が大きい場合にはしない）。

●大腸切除術

【1～4期】

- 1～3期はもちろん、4期でも切除可能ならば、大腸の部分切除（大腸切除術）が実施される。
- 「内視鏡による粘膜下層剥離術《ねんまくかそうはくりじゅつ》」（ESD）後の病理検査で、がん細胞が粘膜下層に入っていると、0期から1期に格上げされ、大腸切除術が勧められる。
- 大腸に便がたまっているときに手術すると、便がもれて化膿性腹膜炎になったりして危険なので、大腸内をきれいにしてから大腸切除術が行われる。
- 以前は手術によって、人工肛門を作成していたが（大腸切除術後に元に戻す）、内視鏡で「金網の筒」を腫瘍部に挿入する「ステント術」をして、排便をはかることが多い。
- 大腸切除術にともない、周囲のリンパ節の広範囲切除が実施される（リンパ節郭清《かくせい》）。
- 肛門に近い直腸がんでは、人工肛門になることが多い。

●抗がん剤治療

【0~1期】…抗がん剤治療は提案されないはず。

【2期】…「抗がん剤+手術」という「補助的化学療法」が勧められることがあるが、病院によって異なる。

【3期】…術後に6か月ほど、多剤併用化学療法が実施される。

【4期】…抗がん剤治療が主治療になる。

●分子標的薬

・臓器転移がん、再発がんなどでは、アバスチンその他の分子標的薬が使われる。

Dr.近藤解説

健診発見がん

0期と1期のがんは、「便潜血検査」や健康時の内視鏡検査をきっかけとする「健診発見がん」が多い。しかし健診で大腸がんを見つける努力をしたグループは「総死亡数」が増えることが分かっています（『健康診断を受けてはいけない』文春新書）。健診は受けずに暮らす、もし受けて大腸がんが見つかっても、忘れて暮らすのが、いちばん安全に長生きできます。

症状発見がん

症状発見がんの場合は、健診発見がんよりも「本物のがん」である可能性がずっと高くなります。「本物のがん」の場合、手術によって潜んでいる臓器転移が暴れだして死を早めます。ことに腹膜転移が潜んでいるケースでは、メスで生じた傷口にがん細胞が入りこんで増殖し、「腹膜再発」となって、小腸や大腸を外から狭めて「腸閉そく」を起こしてしまいます（がんを放置したケースでは、こういう形の暴れ方は見られない）。

ただ、腫瘍が大腸内で大きくなって生じる腸閉そくは、便を出さないままだと、いつか命取りになります。しかし、腸閉そくを起こすようなケースは、本物のがんである可能性が高いので、腸閉そく対策として大腸切除術をすると、術後にがんが暴れだして早死にしやすくなります。この矛盾を解決するには、以下の処置をすると良いでしょう。

〈腸閉そくの対処法〉

①大腸ステントを入れてもらって便秘を解消する。

②細々とでも便が出ていれば、便を柔らかくする下剤を使って、手術もステントも避ける。

「放射線治療」で人工肛門を回避する

腹壁に装着した「集便バッグ」に便をためて捨てる日々が待つ「人工肛門」は避けたほうがいい。といって、がんが肛門部に近いのに、手術の際に無理に肛門を残すと、肛門括約筋の締まりが悪くなり、肛門から便が垂れ流しになる危険があります。また、肛門に近いがんは、金属ステントをつけると、肛門を刺激して、痛みに耐えられないので不向きです。

「人工肛門」を回避するひとつの方法は、「放射線治療」です。直腸・肛門部に放射線を照射すると、患者たちの3割以上で、腫瘍が完全に消えるところまでいくでしょう（がん細胞が残っていて、再増大してくるケースも含みます）。放射線と抗がん剤を併用する「化学放射線療法」だと、完全消失は4割程度になります。

放射線治療（もしくはプラス抗がん剤）が終わったら、自主的に病院に行くのを休止して、大腸切除術と人工肛門を回避し、様子を見るのが妥当でしょう。放射線終了後、半年から1年たった頃に、完全消失率が一番高くなり、5割を超えるはずです（大腸がんのタイプによって完全消失率は異なる。がんの内視鏡所見から、事前に消失率をある程度予測できる）。

抗がん剤・分子標的薬は使わない

抗がん剤は補助療法または主治療として医師に勧められますが、生存率の改善が期待できず、無意味・有害です（P.83）。分子標的薬も無意味・有害です（詳しくは生存期間のグラフとともに、「近藤誠がん研究所HP重要医療レポート09 がん新薬の闇」に載せました）。肝臓転移の治療については後述します（P.396）。

「抗がん剤」では治らないがん種

肝細胞《かんさいぼう》がん

「肝細胞がん」の発生は単発のことが多いですが、同時に複数個が見つかることもあります。ここでは、がんが一個（単発）の場合を考えます。

症状

- 肝がんに由来する症状はなく、肝硬変などを定期検査しているときに発見されるケースが多い。人間ドックなどの健診で見つかる場合もある。
- 肝硬変や慢性肝炎があると、肝細胞がんが発生しやすい。近時は、「脂肪肝」から発生するケースが見られる。

標準治療

●ラジオ波による焼灼術《しょうしゃくじゅつ》

- がんが大きくても小さくても、肝臓の部分切除が第一選択。
- がんの直径が3㎝以内なら、「ラジオ波による焼灼術《しょうしゃくじゅつ》」も選択肢にある。焼灼術は、超音波（エコー）装置で患部を観察しながら、体外から患部に針（電極）を刺し、ラジオ波を流して針の周囲を焼きつくす方法。

●肝動脈《かんどうみゃく》（化学）塞栓療法《そくせんりょうほう》

- 焼灼術ができないケースは、「肝動脈《かんどうみゃく》（化学）塞栓療法《そくせんりょうほう》」（TACE）を実施する。肝動脈内にカテーテル（管）を送りこみ、がん病巣に分布する動脈を詰め、がんへの血流を断って、兵糧《ひょうろう》（酸素と栄養）攻めにする方法。「化学」とあるのは、抗がん剤を併用する場合。

●抗がん剤・分子標的薬

- 抗がん剤や分子標的薬「ソラフェニブ」等が勧められることもある。

Dr.近藤解説

延命効果の可能性がある「初発病巣治療」

肝細胞がんを放置すると、初発病巣が大きくなった分だけ肝機能が落ち、ついには肝不全で死亡する可能性が高くなります。それゆえ初発病巣を治療すると、延命効果が得られる可能性があります。

ただし治療しても、①延命できるという保障はなく、②治療で苦しみ、早死にするリスクもあります。他方、③放置した肝がんによる死亡は、通常、がん死のなかでも最も穏やかです。そのため僕が出会った患者さんたちのなかには、無治療・放置を選ばれた方も少なくありません。以下では、治療を希望される場合を検討します。

手術：肝臓の部分切除

大きな病巣の場合、病巣を消し去るには、肝臓の（部分的な）切除手術が一番効果的であることは確かです。しかし切除手術は超危険。もともと肝硬変などで肝機能が低下しているケースが多いため、（術後ではなく）術中に死亡することもあります。また肝細胞がんは、治療が成功しても別の新しいがんが出来やすく、5年以内に8割の方に新病巣が発生します。そのため、あえて僕から「切除手術を受けたら」と言ったケースは皆無です。

ラジオ波による焼灼術《しょうしゃくじゅつ》

ガイドラインでは、ラジオ波の対象となる腫瘍の大きさは3cm以内とされていますが、5cmでも実施する病院もあります。またがん病巣が複数あっても、実施する医師もいます。術者の経験や腕前の差が大きい分野です。通常、消化器内科医が担当します。

目の前の担当医に「ラジオ波はできない」と言われた場合、真の理由は、①担当医師が名人でも不可能、②他の病院を探せば実施可能、③自分の病院でも可能だけれども、院内のパワーバランス上、内科医は外科の切除手術を勧めざるをえない、などとなります。

③のケースを考えると、「チーム医療」を掲げる病院は避けたほうがいいでしょう。僕は、外科の干渉をうけずに、独自に治療方針を決めている病院の内科医に患者さんを紹介するようにしています。

なおこのところ、一度に広い範囲を焼ける「マイクロ波」を使った「焼灼術」を取り入れる病院が増えつつあります。いまのところラジオ波との、真の優劣は不明です。

肝動脈《かんどうみゃく》(化学)塞栓療法《そくせんりょうほう》

肝細胞がんが縮小・消失することが少なくない。

でも患者たちを、「①化学塞栓療法」グループと、「②積極的ながん治療をしない緩和ケア」グループとにわけた比較試験では、①によって生存率が向上しないことが示されています(N Engl J Med 1995;332:1256)。

またこの分野のリーダー格の(国立がん研究センター)医師も、医師たちに向けた論文には、「肝動脈(化学)塞栓療法は寿命を延ばすというエビデンスがない」と書いています。

この方法は半世紀以上前から研究・実施されてきたのに、いまだに延命効果が認められていないのです。その理由は、①がん細胞が残存してしまい、再び増大してくる、②急性肝不全など副作用で亡くなるケースがある、などでしょう。

抗がん剤・分子標的薬

東大病院外科で肝細胞がん術後の患者を「①そのまま経過観察する」、「②抗がん剤を1年間のませる」比較試験を行いました。結果、5年後の生存率は、①73％対②58％で、抗がん剤グループのほうが悪化しました（Hepatology 2006;44:891）。

このように、抗がん剤にとって明らかに不利なデータが医学雑誌に載るのは、かなり異例なことです。試験を実施したのが外科医グループであるため、おそらく「抗がん剤に効果がないことが示されたが、外科手術が減るわけではないから、構わない」と思って公表したのでしょう。

しかし医師たちには、こういうデータは無視されます。つい最近も、東大出身の内科医に「今はよいおクスリがあるので、是非やりましょう」と抗がん剤を勧められて断るのに苦労した、という経験談を聞きました。

分子標的薬は「新しい、いいクスリ」ですと勧められますが、どれも「劇薬」に指定されていて副作用が強いのが実状です（P.98）。それらが承認される基礎となった比較試験は、いずれも金銭がからみ、まったく信用ならないものです。断るのが上策です。

「抗がん剤」では治らないがん種

胆管《たんかん》がん

胆管は、肝臓から十二指腸までの胆汁（肝臓でつくられた消化液）の通り道です。「胆管がん」は胆管の上皮（胆管内側の表面をおおう粘膜）から発生する悪性腫瘍です。

症状

- 腫瘍によって胆管がせき止められると、胆汁《たんじゅう》が体内（血管内）に逆流し、「黄疸《おうだん》」が生じる。
- 黄疸の初期は大便が白色に、尿が褐色になるが、その段階では気づかず、皮膚や白目が黄色くなって気づくことが大部分。
- 全身の皮膚がかゆくなって、黄疸に気づくこともある。

標準治療

手術

- 諸検査で、がん切除可能と判断されると手術になる。
- 胆管だけの切除では済まず、すい臓や肝臓の合併切除になる。

- 「肝内胆管がん」と「肝門部胆管がん」は、肝臓の右葉や左葉を切除する。
- 肝外胆管がんは、「膵頭十二指腸切除術《すいとうじゅうにしちょうせつじょじゅつ》」という、すい臓がんにおこなわれるのと同じ手術になる（P.295）。

抗がん剤治療

- 手術不能の場合には、抗がん剤治療が実施される。

放射線治療

- 放射線感受性が悪いので、外部からの照射は通常行われない。

内視鏡を用いた「胆汁排泄術《たんじゅうはいせつじゅつ》」

- 口から内視鏡を十二指腸まで入れて、胆管にプラスチック製の「チューブ」もしくは金属製の「ステント」を挿入し、胆汁の排泄をはかる。
- がんが切り取れそうな場合にも、「チューブ」挿入で黄疸を解消して、体力をつけてから手術するのが普通。

Dr.近藤解説

基本説明

肝臓でつくられた胆汁の通り道である「胆管」は、川の支流と同じように、つぎつぎ合流して太くなり、最後は「肝外胆管」となって十二指腸に開き、胆汁を排泄します。

発生部位により、「肝内胆管がん」、「肝門部胆管がん」、「肝外胆管がん」に分けられます。

「手術・抗がん剤」の治療成績

胆管がんの治療成績は不良です。1年後には半数しか生きておらず、5年後に生きているのは10%未満です。生存率が悪い理由は以下の通り。

①手術の難易度が高く、合併症や後遺症で亡くなる方が多い。
②手術をきっかけにして、眠っていた転移がん細胞が目をさまして暴れだす。
③抗がん剤の毒性により早期に死亡する。

術前の検査で、腫瘍が小さくてリンパ節転移がなさそうに見えるという、手術に最適なケースを考えてみましょう。

術前に「本物のがん」か「がんもどき」かは分かりません。手術をしてリンパ節転移の存在が明らかになると、ほとんどが転移がひそんでいる「本物のがん」です。その場合は転移がんが暴れだして早期に亡くなります。

これに対し、運よく「がんもどき」だったら、長期生存する可能性があります。ちなみに、乳がんや子宮がんでは、リンパ節転移があっても、大部分は「がんもどき」です。がんの初発部位により、リンパ節転移の意味（臓器転移を伴いやすいかどうか）が異なるわけです。

術前に腫瘍が小さくてリンパ節転移がなさそうなケースは、手術を受けると5年後の生存率が20％程度にはなるでしょう。しかし、術後早い時期の死亡率も極めて高い。

女優の川島なお美さんに発見された「肝内胆管がん」は、がんの直径が2㎝ほどという、最小レベルの大きさで、ステージ1でした。それで外科医に「切り取れますよ。治りますよ」とでも言われたのでしょう、切除手術を受けました。ところが術後、半年で再発。それから

1年で亡くなられました。小さかったけれども「本物のがん」であり、手術によってひそんでいた転移が暴れだしたことは確実です。

抗がん剤治療には延命効果はなく、縮命効果があるので、断るのが賢明です。

内視鏡を用いた「胆汁排泄術《たんじゅうはいせつじゅつ》」を選ぶ

では、どうするか。胆管がんの自然な死因は黄疸なので、内視鏡を用いた胆汁排泄術を受けるだけで、切除手術を受けないのが、いちばん確実に長生きできます。ことに手術可能と判断されるケースでは、肝臓の機能的な余力が大きいので、手術を受けずに、黄疸にていねいに対処していけば、1年以内に死亡することはほぼ皆無です。胆汁排泄術に徹して、10年生きるケースもあります。

ラジオ波を用いた焼灼術《しょうしゃくじゅつ》

他方、肝内胆管がんの比較的小さいケースでは、それを何とかしたければ、「ラジオ波を用いた焼灼術」がいいでしょう（P.283）。からだへの負担が軽いので、手術のように転移がん細胞が暴れだす可能性が低くなります。

世界では実施する病院が増えていて、論文もたくさん発表されていますが、日本での導入は遅れています。理由は、胆管がんの分野は、外科医たちの力が圧倒的に強く、ラジオ波を実施する内科医が、その領域になかなか踏みこめない（踏みこまない）からでしょう。

数年前、僕の外来に相談にこられた肝内胆管がんの患者さんに、肝細胞がんのラジオ波治療をたくさん手がけている内科医を紹介しました。そうしたら、同じ病院の外科にまわされ、肝臓の切除手術をされてしまった。

海外でラジオ波治療の件数が増えていることを知らないのか、院内パワーバランスのせいなのか。「日本の第一人者とはいえこれではなぁ」、と嘆息したのを覚えています。しかしそれから数年、日本の状況も変わりつつあるようなので、ラジオ波による焼灼術を実施してくれる病院を探すべきでしょう。

胆《たん》のうがん

胆のうは肝臓の下にあり、肝臓でつくられた胆汁という消化液をいったんためておく袋状の臓器です。胆のうや胆のう管にできた悪性腫瘍を「胆のうがん」といいます。

症状

- 右上腹部の痛み、黄疸《おうだん》、吐き気などで発見される。
- 健診の超音波検査や（健診発見がん）、胆石のために摘出した胆のうを調べたときに発見されることもある（偶然発見がん）。

標準治療

手術

- 健診発見がんでは、胆のうだけを摘出するのが普通。
- 自覚症状で見つかったケースは、がんが胆のうの外に進展していることがほとんどで、肝臓の一部まで切除する。

●抗がん剤治療

・手術不能だと、抗がん剤治療が施行される。

Dr.近藤解説

内視鏡を用いた「胆汁排泄術《たんじゅうはいせつじゅつ》」を選ぶ

健診発見がんや偶然発見がんは、「がんもどき」が多いので、5年生存率は50％を超えますが、症状発見がんは、「本物のがん」が大半で、治療しても1年以内に半分が亡くなり、5年生存率は10％未満です。偶然発見がんは「胆石手術」のあとに見つかるので、本物だったら一巻の終わりです。胆石手術が必要なのかよく考えるべきです。治療成績の悪さは、①手術や抗がん剤の副作用で早死にしたり、②がんが暴れだしたりすることが影響しています。

結論としては、「黄疸《おうだん》」は、命取りになるので、胆管がん（P.290）同様、内視鏡を用いた「胆汁排泄術《たんじゅうはいせつじゅつ》」で解消するなど、緩和ケアにつとめるのが長生きできる道です。

すい臓《ぞう》がん

膵臓《すいぞう》は胃の後ろにある、長さ20㎝ほどの横に長い臓器です。がんができる部位により、「膵頭部がん」、「膵体部がん」、「膵尾部がん」に分けられます。

症状

- 自覚症状で発見されるケース（症状発見がん）が大半だが、近年は、人間ドックなどで発見されるケースも増加（健診発見がん）。
- **【膵頭部がん】**…膵臓の中を通っている胆管をふさぎやすく、「黄疸《おうだん》」で気づくことが多い。
- **【膵体部がん】**…すい臓周囲の神経に入りこみやすく、腹痛・背部痛が生じやすい。
- **【膵尾部がん】**…膵尾部の周辺には、重要な臓器がないので、腫瘍がかなり大きくなるまで気づきにくい。がんが大腸に侵入して腸閉そくで気づくこともある。

標準治療

● **手術**

- 腫瘍を切り取れそうなら、摘出術が行われる。
- 膵頭部がんに対する「膵頭十二指腸切除術」が代表的で、すい臓の頭部と十二指腸を切除する。そして、胆汁や胃の内容物が腹部に漏れないように、胆管や胃袋の端を小腸につなぐ。
- がんの範囲によっては、すい臓の全摘術が行われる。
- 黄疸がある場合、手術する前に、内視鏡を十二指腸にまで入れ、胆管にプラスチックチューブや金属製のステントを入れる「胆汁排泄術」が行われる。

化学放射線療法

- 臓器転移が見られないけれども、手術で初発巣を切り取ることができない、という見立てのとき、抗がん剤と放射線治療を併用する「化学放射線療法」が実施される。

抗がん剤治療

- 臓器に転移していることが明らかなケースは、抗がん剤だけで治療される。
- 化学放射線療法の抗がん剤よりも強力な抗がん剤治療が実施される。

Dr.近藤解説

症状発見がんについて

すい臓の「症状発見がん」は、標準治療をしてもほぼ全員が亡くなるという、最悪のがん種です。がんの摘出手術ができても、5年後に生きているのは数%。初診時には転移がないように見えても、ほとんどが転移が潜んでいる「本物のがん」だからです。

しかも摘出手術をすると、1年以内に半数が死亡してしまいます。①潜んでいた転移がん細胞が暴れだすのと、②敗血症など、手術や抗がん剤の合併症が死因です。

手術ができない場合に行われる「化学放射線療法」も、抗がん剤が含まれているために、患者さんの体力が奪われ、QOLを悪くします。放射線だけで治療するのがベターです。

自覚症状緩和に重きを置く

症状発見すい臓がんで、ラクに安全に長生きを目指すには、発想を変えるのが一番です。

早死にするのは、手術や抗がん剤のせいであって、すい臓がんから毒がでるわけではないので、がんが存在するというだけでは患者さんは死なず、元気に暮らせるものです。ただし、自覚症状を和らげることは大切です。ことに黄疸は、放っておくと「肝不全」で死んでしまうので、内視鏡を用いた「胆汁排泄術」を受けるのが妥当です。

我慢できない痛みへの対処

我慢できない痛みは、鎮痛剤や放射線をつかって和らげましょう。すい臓がんは、放射線による「縮小効果」が高いがん種です。

ただ、すい臓の周囲に消化管があるので、放射線の線量が多いと、消化管に穴があいたり、大出血したりして大変なことになります。放射線はやりすぎないことが肝心です。以下にまとめた注意点のように対処していけば、すい臓がんを手術した場合のように1年以内に半数が亡くなるというような目にはあわず、安全に長生きできます。

〈放射線治療の注意点〉

- 1回の照射線量を2グレイ程度にとどめ、多くしない。
- 総線量は計40グレイ程度にとどめ、多くしない。
- 胆管に金属製ステントが入っているケースは、放射線が金属部分で跳ね返って、線量が高くなるので、照射しないのが普通。
- なお一部の治療施設で、体内を画像検査で正確に描写しながら、すい臓がんに高線量を照射しようとする、一種の「高精度放射線治療」が実験的に始められています。うまくいけば効果が高いでしょう。

健診発見がんについて

健診発見がんの場合はどうか。健診で発見された小さなすい臓がんも、多くは「本物のがん」です。本物のがんの場合、手術をするとがんが暴れ出し、死を早めてしまいます。たとえ手術が成功しても、故・九重親方や女優の八千草薫さんのように、早死にしてしまいます

（詳しくは『眠っているがんを起こしてはいけない。』）。

セカンドオピニオン外来でなにが辛いかって、健診発見すい臓がんの術後に再発した方が相談に来られたときは本当に辛い。かける言葉もないからです。

これに対し、自覚症状を現わしてこない健診発見がんは、手術を受けなければ暴れだすことはないようです。そういう実例を何人も診たり聞いたりしています（前掲書）。

健診発見がんの場合、もし「がんもどき」に当たっていれば、何もしなくても長生きすることは確実です。早期発見・早期手術のあと長期生存しているケースはがんもどきなので、放っておいても同じ期間か（手術による後遺症が生じない分）それ以上に生きられますし、本物のがんに変化することもありません（P.34）。

結局、小さなすい臓がんを見つけて手術する方針をとると、見つけないで放っておく方針よりも、早死にする方が増えます。

この意味で人間ドックなどの健診は、死を招く「殺人マシーン」として機能しているのです。

乳《にゅう》がん

乳汁の通り道である「乳管」から発生することが多い。がん細胞が乳管の中にとどまっている状態を「非浸潤がん」、外に染みだしている状態を「浸潤がん」とよびます。

症状

- 乳房の中に根をはったようなシコリに触れるケースが多い。
- チクチクすることもあるが、夜眠れないほどの痛みはない。
- 乳首から血がにじんで、発見されることもある（血性乳汁分泌）。
- シコリがないのに血性分泌があるケースは、「良性」であるか、がんであっても「非浸潤がん」がほとんど。
- 自覚症状がなく、マンモグラフィ（乳房X線撮影）や超音波検査などの健診で発見されるケースが急増している。
- シコリの直近の皮膚や乳首が、シコリのほうへ引っ張られて、「えくぼ症状」や「陥没乳頭」を生じることがある。

標準治療

浸潤がん

乳房の手術

- 乳房の全摘術、もしくは乳房温存の部分的切除を行う。
- 腫瘍の端が、乳首から3cm以内にあると、腫瘍が小さくても全摘になるケースが多い。
- 全摘とあわせて、乳房の再建術が提案されることが多い。
- 再建術では、ふくらみをつけるためにバッグを入れる方法（インプラント法）と、お腹などの筋肉を移動させる方法とがある（筋皮弁術）。

リンパ節転移の手術

- 「腋窩《えきか》」（わきの下）に硬いリンパ節が触れると、転移であることがほとんど。
- その場合、周囲のリンパ節をもごっそり取る「腋窩《えきか》リンパ節郭清《せつかくせい》」が実施される。
- 術前にリンパ節転移の有無が不明な場合、乳房の手術中にリンパ節を探し、1～2個切除する「センチネルリンパ節生検」が実施される。

・切除したリンパ節を（患者に麻酔をかけたまま）手早く顕微鏡で調べ、がん細胞が見つかると「センチネル陽性」とされ、腋窩リンパ節郭清《かくせい》が追加される。

放射線治療

・乳房温存手術（部分切除）の場合には、残った乳房に放射線を照射するのが普通。

・リンパ節転移がいくつも見つかると、全摘術の場合でも、がんが胸壁に再発するのを予防するため、胸壁に放射線を照射する。

抗がん剤治療

・手術後の病理検査で、臓器転移など再発の危険性が高いと判断されると、複数の抗がん剤を併用する化学療法が実施される（術後補助化学療法）。術前に実施されることもある（術前補助化学療法）。

・3週間（21日）を1コースとして、4〜6コースが一般的。

ホルモン療法

・検査で、がん細胞に「ホルモン受容体」が存在すると（陽性という）、ホルモン剤を5〜

10年にわたって投与する。
・閉経前と閉経後で、クスリが異なる（両方の時期に使えるクスリもある）。
・閉経前のケースでは、生理を止めるクスリを定期的に注射することが多い。

分子標的薬

・がん細胞は「HER2《ハーツー》」という、細胞増殖に関係する分子（タンパク質）を細胞表面に発現させていることがある（HER2陽性）。
・その場合、分子標的薬「ハーセプチン」の点滴が、1年にわたり、定期的に実施される。

非浸潤がん

・がん細胞が外に出られないためか、乳管の中を広がっていく傾向が強い。
・「非浸潤がん」の標準治療は、「浸潤がん」治療と似ているところと、違うところがある。
・局所の治療と、薬物療法に分けて、「浸潤がん」治療との異同を指摘する。

局所の治療

- 乳房の手術については、「浸潤がん」ケースよりも、乳房全摘になることが多い。
- 「非浸潤がん」であれば、リンパ節転移がないはずなので、乳房の手術中にリンパ節を探し、1～2個切除する「センチネル生検」は不要。しかし現実には、大部分で実施されている。
- 放射線治療は、「浸潤がん」と同じ。

薬物療法

- 抗がん剤と分子標的薬は使われない。
- 検査で、がん細胞に「ホルモン受容体」が存在すると（陽性という）、「浸潤がん」と同じように5～10年のホルモン療法を勧められる。

Dr.近藤解説

がんを暴れさせない最善策

乳がんも「放置療法」が向いています。がん初発病巣がどんなに大きくなっても、がんから毒がでるわけではなく、周囲に重要臓器がないので、患者さんが臓器不全で死ぬことがないからです。

これに対し治療をすると、仮に「本物のがん」の場合、どこかに潜んでいる臓器転移がん細胞が目をさまして増殖を始め、早死にしてしまいます。また「がんもどき」であった場合も、治療の合併症や後遺症で亡くなることがあります。

僕は慶応大学病院時代を含め、これまで（無治療で）腫瘍が増大して皮膚に浸潤《しんじゅん》し、あるいは皮膚を破ったケースを数百人も診てきました。そういうケースは、がん細胞のタチが悪く、10中8、9、本物のがんです。しかし、ほぼ全員が元気で、臓器転移の症状もみられないのが普通です。治療をしないため、転移が潜んでいても眠ったままで、暴れださないからではないか、と思います。

結局、乳がんは、治療を受けるよりも放置するほうが、ラクに安全に長生きすることは確実です。

「本物のがん」の可能性が高いサイン

ただし、放っておくと、がんが増大し、皮膚が破れてくることがあります。このような症状は、転移がひそんでいる「本物のがん」である可能性が高い。つまり、治療を受けると早死にしやすいサインです。

でも患者さんは、〝皮膚が破れてくるかもしれない〟と聞くと、不安や恐怖にとらわれます。そのため、僕の外来でも、説明を聞かれたうえで、治療を受ける決心される方は少なくない。そう決心された方には僕は、反対することはせず、どうしたら最も被害が少ない治療法を選べるか、一緒に検討するようにしています。

皮膚が破れる可能性を、個々のケースで正確に予測することはできません。ただこれまでの経験から、初診時ステージ1の場合には10％程度が、ステージ2の場合には30％程度が、何年もたつうちには、腫瘍が極端に増大して皮膚が破れてくるだろう、と見ています。

皮膚が破れても、痛みはなく、臭いで悩まされるのは10人に1人くらいです。滲《にじ》み出してくる液体が下着を汚さないように、白色ワセリンをしっかり塗ったガーゼを当てていればいいだけなので、対処に困ることは少ないです（臭いへの対処法もあります）。臭いや出血がひどい場合は、放射線照射を検討します。

乳房の手術

手術をしたい場合、切除範囲はできるだけ小さく

乳房を切除する範囲が少ないほうが、潜んでいるがん細胞に与える刺激が少なく、がんが暴れだしにくい。その意味でも、乳房全摘術よりも部分切除のほうがベターです。

しかし乳腺外科医には、全摘術が大好きな人がたくさんいます。女医さんに期待しても、男性が力をにぎる外科世界で育っているので、やはり全摘術が大好きです。乳房再建術が施行できて病院収入があがるのも、全摘術を好む理由になっているはずです。

ふくらみをつけるためにバッグを入れる「インプラント術」には、悪性リンパ腫が発生する危険性があることが明らかになり、いったん中止されましたが、別の製品を使って再開さ

れました。再建術を考慮する前に、乳房温存率の高い病院を探す方がよいでしょう（次項）。

またお腹などの筋肉を移動させる「筋皮弁術」は、筋肉を移動するための傷がもう一つ増え、ＱＯＬが悪くなるので、受けるべきではありません。

乳房温存率の高い病院を選ぶ

腫瘍の端が乳首から３㎝以内だと乳房全摘、という基準も根拠がありません。

慶應大学病院時代の僕の経験では、温存手術後の（乳房内への）再発率は、がんがどの部位にあっても（腫瘍が乳首の裏側にあっても）変わらなかった。また欧米には、こんな基準はなく、ほとんどが温存療法です。この３㎝という基準は、全摘術を増やすために、日本の外科医たちがでっち上げたホラ話です。

乳房温存率は日本全体では６割前後。病院による違いが大きく、３割のところもあれば、９割のところもあります。温存を希望する人は、温存率の高い病院や外科医を探しましょう。

リンパ節転移の手術

有害な郭清《かくせい》はしない

種々の「がん種」におけるリンパ節郭清《かくせい》が「臓器転移出現率」や「死亡率」を減らさず「無意味」であり、後遺症を増やして「有害」であることは、幾多の比較試験で示されてきました。なかでも乳がんの比較試験が最多で、郭清《かくせい》が無意味・有害であることの最大の根拠になっています。それなのに乳腺外科医たちは腋窩《えきか》の郭清《かくせい》をやめず、被害者を増やしています。外科医にとって郭清《かくせい》は（患者にとって無意味・有害でも）、面白くて実行しがいがあり、やめられないのでしょう。外科医の生きがいの犠牲になる必要はありません。

「センチネルリンパ節生検」は断る

乳房の手術中にリンパ節を探し、1～2個切除する「センチネルリンパ節生検」は、それだけならば害は少ない（ただしリンパ浮腫が生じることはある）。しかし、転移陽性と分かると、リンパ節郭清《かくせい》が実行されます。何件もの比較試験により、センチネル陽性だった場合、リンパ節郭清《かくせい》をしても、しなくても、臓器転移出現率や死亡率が減らないことが分かっているのに、です（Breast 2017;36:14）。

センチネル生検は断るようにしましょう。そうすれば、周囲のリンパ節をごっそり取る「腋窩《えきか》リンパ節郭清《せつかくせい》」をされることもありません。

放射線治療

再度温存手術が望ましい

乳房の部分切除後に、乳房に放射線を照射すると、乳房内のがん再発率を下げることができます。しかし乳房内再発が減っても、「臓器転移が出現する率」や「患者が死亡する率」は減りません。放射線は、全身のどこかに潜む転移細胞に働きかける（叩く）ことができないからです。

一方で、放射線によって「新たながん」(肉腫)が発生することがあります。1000～3000人に1人程度ですが、たいてい「本物のがん」で、臓器転移をともなっており、命が奪われます。大部分が「がんもどき」である乳がんを治療して「本物のがん」を生むのでは、本末転倒です。僕も、放射線による発がんケースを経験し、すっかり嫌気がさしています。

本来は、がんが再発した場合、腫瘍を再度切除するだけでよく、ほとんどの再発ケースで乳房の温存が可能です。しかし現状、たいていの病院では、乳房全摘になるはずです。

再度温存手術をしてくれる外科医が少ない現状を考えると、乳房内の再発率が下がるはずの放射線照射をやめておけ、とまでは言えません。目の前の乳腺外科医に、乳房内に再発したときに再度乳房温存手術をしてくれるかどうか聞いてみるとよいでしょう。

抗がん剤治療

がんは縮小するが、命も縮む

乳がんは「固形がん」の中で、抗がん剤による「がんの縮小効果」がもっとも高いがん種です。そのため手術の「補助療法」として、臓器転移出現後の「主治療」として、抗がん剤が大いに使われてきました。しかし主治療として抗がん剤を用いた場合、「縮命効果」があることは前述しました（P.84）。

補助化学療法も、その根拠となる少数の比較試験は、結果がかなり怪しかった。それでも標準治療に格上げされた理由は、補助化学療法で生存率が多少は改善するとした、製薬会社の資金によって運営されている英国の「研究グループ」の発表が大きかった。

ところが21世紀になって、欧州112の大病院で数千人の手術を受けた患者を集め、「①補助化学療法アリ」、「②補助化学療法ナシ」の2班に分けて、改めて比較試験が実施されました。

図11は、比較試験で示された「ハイリスク」グループの生存率です。臓器転移がある可能性が高いグループなのに、抗がん剤がアリとナシとで、結果に差がなかったのです（試験の内容は、近藤誠がん研究所HP［重要医療レポート01乳がん抗がん剤治療は無効～大規模比較試験結果］に詳しい）。

図11　乳がんにおける抗がん剤治療の効果

出典：N Engl JMed 2016;375:717

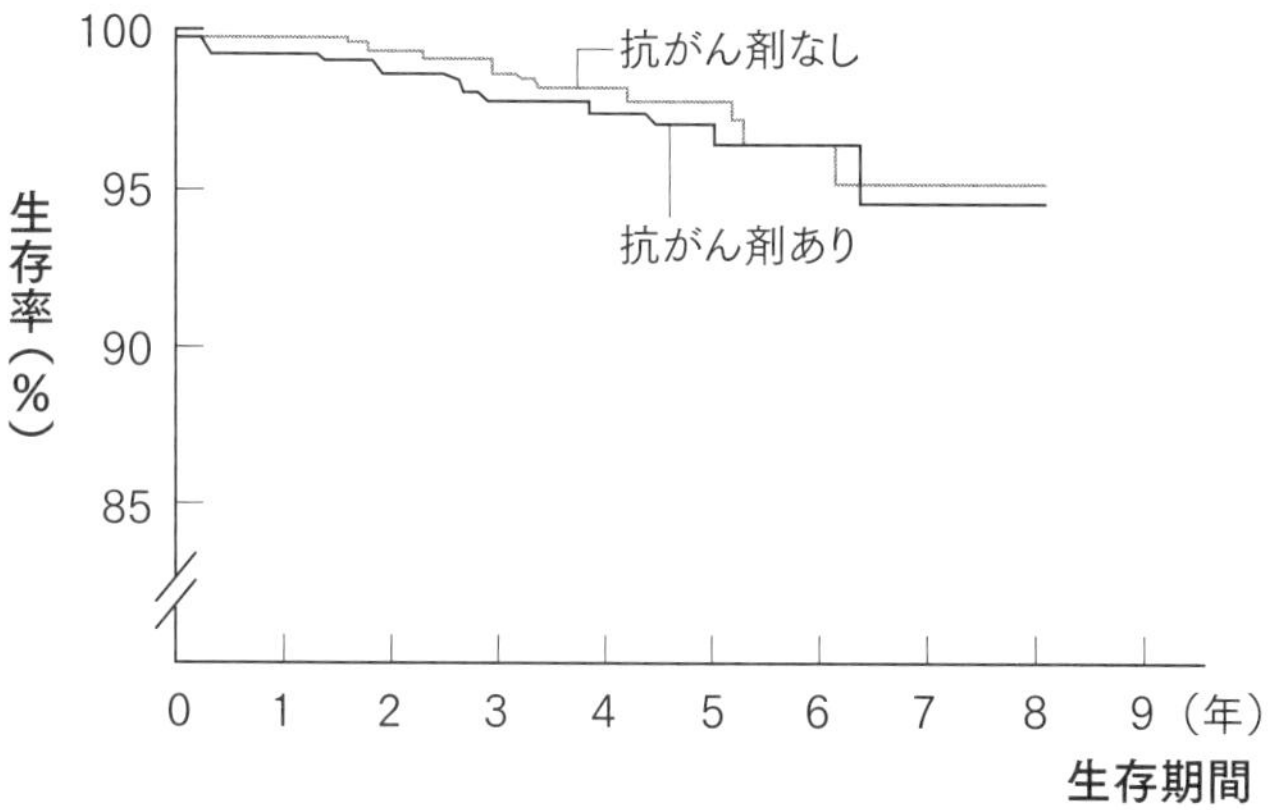

この試験は、抗がん剤が生存率をどの程度改善するか確認すべく実施した比較試験なので、反対の結果がでたことは１００％信頼できます。要するに、乳がんの補助化学療法は、一切が無意味・有害なのです。この結果は、他のがん種の補助化学療法にも適用できます（他のがん種は抗がん剤による縮小率が乳がんより劣るので）。

しかし〝抗がん剤は無意味〟とわかっても、比較試験を実施した欧州１１２の大病院でも、補助化学療法が３年後の今日も、標準治療として実施されています。ガイドラインの改訂もされていません。要するに抗がん剤は、がん治療を名目にしたビジネスなのです。

ホルモン療法

劇薬を補助療法として選ばない

術後補助療法としてのホルモン剤に関しては、数多くの比較試験がありますが、結果は「有効」とするものから「無効」とするものまで、まちまちでした。ところが前述した英国の「研究グループ」が、比較試験結果を寄せ集めて解析し、「死亡リスク（率）が2割減る」と発表しました（Lancet 2011;378:771）。

「2割は大きい」、「受けようかな」と思いますよね。しかし、2割減るというのは、60％の生存率が、20％上乗せされて80％になる、という意味ではありません。

現在、補助的ホルモン療法の主たる対象になっている「低（死亡）リスク患者」の長期生存率は95％前後です（つまり死亡率は5％）。それにホルモン療法を実施すると、（5％の死亡率が2割低下して、4％になって）長期生存率が96％になる、ということなのです。

「2割（死亡率で1％）」の死亡率低下が（製薬会社べったりの研究者たちが言うことではありますが）仮に真実だとしても、ホルモン剤の恩恵をうけない99％の人たちが（つまり治療しなくても長期生存する95%、プラス、治療しても亡くなる4%）が、「劇薬」であるホルモン剤を5～10年間のんだり打ったりする必要があるのか。これは、無意味という以上に「有害」でしょう。

そのうえ、製薬会社からお金をもらっている研究グループの言うことは信頼しがたい。

そもそもホルモン受容体が陽性ということは、臓器転移出現率や死亡率が低い、つまり予後が良い証拠です。ところが逆に、劇薬であるホルモン剤を使う口実にされてしまっている。補助療法としてのホルモン剤は、使わないのが賢明です（臓器転移がある場合のホルモン療法は、P.424）。

分子標的薬「ハーセプチン」

「ハーセプチン」は、延命効果が全くない

がん細胞に「HER2《ハーツー》」があると分かると、分子標的薬を使うのが標準治療です。代表的な「ハーセプチン」の場合、3週間ごとに1年間点滴しますが、患者さんに生じる「金銭

毒性」は相当なものです。ただ比較試験が示すように、「転移がでないで生きている率」が10%改善するなら、安いものかもしれません(Lancet 2017;389:1195)。

ところがその論文を精査すると、死んでいるはずの被験者が多数、生きていると扱われていました。それらのケースを死んだものとして計算しなおすと、ハーセプチン群の成績は10%ほどおちてしまい、薬効成分を含まない〝偽薬を投与したプラセボ群〟と変わらなくなります。この比較試験は実質的に、製薬会社によって実施され、社員が論文著者になるなど、医師たちと製薬会社のあいだに強い金銭関係があるから、こういうことになるのでしょう。

それにしても臨床現場では、この論文をもとにして、医師たちは患者に「ハーセプチンは特効薬です」、「打たないなんて、死ぬ気ですか」と強く迫っています。その不勉強ぶりには恐れ入りますが、無知・無能に効く分子標的薬がないことが残念です。

非浸潤がん

非浸潤がんは99%「がんもどき」で、放置すべし

非浸潤がんは、99%以上が「がんもどき」ですが、マレに「本物のがん」の場合があり、手術すると、潜んでいた転移がんが暴れだして早死にします（具体的なケースは『眠っているがんを起こしてはいけない。』参照）。

非浸潤がんはシコリがなく、マンモグラフィや超音波（エコー）などの検査などで発見されることがほとんどです。

その場合、放置しても99%のケースで、将来シコリがでてこないので、シコリがある浸潤がんケースより一層強い意味で、放置したほうがいいでしょう。

非浸潤がんは乳房に広がっている可能性が高いという理由で、浸潤がんよりも乳房全摘になりやすいのですが、浸潤がんよりタチがいいのに（浸潤がんより）全摘が多用されるのは矛盾です。

たとえ手術を受けた場合にも、ホルモン剤はやめたほうがいい。非浸潤がんは99%以上に臓器転移がないのに、劇薬であるホルモン剤を5年から10年も続けたら、間違いなく体が弱り、早死にしてしまいます。

子宮体《しきゅうたい》がん（＝子宮内膜がん）

子宮内膜から発生することから、子宮内膜がんとも呼ばれます。月経ではない時期や閉経後の不正出血で気づくことがほとんどです。

症状

- 不正出血をきっかけに、婦人科を訪ねて発見されることが多い。
- 不正出血の程度はさまざまだが、がんは膣に顔をだしていないことがほとんど。
- 子宮体部から膣につながる「子宮頸管」は、普段かたく閉じているので、子宮の中にたまった血液（と細胞の混合物）はなかなか外にでられない構造。そのため、命の危険が生じるような大出血はない。
- 婦人科での検査時、頸管を器具で拡張すると、大出血して肝をひやすことがある。

標準治療

●手術

【1～4期】

- 子宮全摘と卵巣切除。
- 1期の一部と2期以上は、骨盤内のリンパ節郭清《かくせい》を加える「広汎子宮全摘術《こうはんしきゅうぜんてきじゅつ》」が行われる。
- 骨盤の外の腎臓近辺にある「傍大動脈リンパ節」を郭清《かくせい》することもある。

●抗がん剤治療

【3～4期】

- 手術が可能・不可能にかかわらず実施される。
- 1～2期と思って手術したら3期以上と判明した時も、抗がん剤治療が実施される。

●放射線治療

- 併発する他の病気があって体力的に手術が困難なケースなどで、放射線治療が実施されることがある。

Dr.近藤解説

手術はがんが暴れ出すきっかけに

僕は慶応病院時代から今まで、「子宮体がんと診断されたけれども、放置して様子を見たい」と言う患者さんを何十人も診てきました。その多くは1～2期で、3～4期の方もいました。

放置した場合の経過は、①がんが増大する、②大きさは不変、③小さくなる、④消えてしまうのいずれか。進行度が低いほど、縮小したり消える可能性が高いのですが、なかには1期でも増大してくるケースもあります。

経過中に、出血がひどくなったらどうするか。もし生理であれば、ひどい出血は月に数日ですみますが、子宮がんの出血は毎日、一年中続きます。貧血になるほどでなくても、出血の手当てはわずらわしいため、だんだんイヤになってくる。そのため患者さんのほうから「手術をうけたい」、「子宮を取りたい」と言いだされることがあります。

これまで子宮体がん1～2期で、そのような理由で子宮摘出をされた方が3名おられます。

患者さんが手術をうける決心を固めた場合、僕はそれに反対しません。治療をうけるか否かは、患者さんの権利・自由だと思うからです（熟慮してから決めてほしいと思いますが）。

その3名には、リンパ節郭清《かくせい》を実施しない婦人科医を紹介しました。なぜなら、骨盤内のリンパ節をごっそり切除する「郭清《かくせい》」には、延命効果がなく、逆に「縮命効果」があるからです（P.67）。縮命の理由は、単に子宮を取るのに比べ、より広い範囲を切除するため、からだへの負担がずっと大きくなり、がんが暴れだしやすくなるからだと考えられます。

しかし、リンパ節郭清《かくせい》をしなくても、3名の術後の経過は悪かった。

1人は肺転移、別の1人は腹部への転移が生じて亡くなりました。残る1人は、再び不正出血がでてきました。「膣への再発」症状です。手術をしない場合は、がんが膣に飛び火することはめったに見られませんが、手術後は、膣再発がよく生じます。手術中に、リンパの流れが変わって、がん細胞が膣に運ばれるのでしょう。

進行度が3〜4期のケースでも、手術をすると、がんが暴れだしやすいので、子宮摘出は勧められません。なんとか出血と折り合いをつけて暮らすのが、一番安全に長生きできる道だと思います。

抗がん剤に延命効果はありません

術後の補助療法として使われる抗がん剤には、延命効果がありません。その反面、副作用が強く、命を縮めるケースもあります。受けないほうがいい。

4期や、術後に再発したケースに実施される抗がん剤治療も、延命効果はなく、縮命効果があります。

出血を我慢できるなら、放射線治療も避ける

子宮体がん初発病巣に対する手術以外の治療法として、外部照射による放射線治療が（手術不能ケースや手術を拒否したケースに）実施されることもあります。また特殊な治療器具を保有している病院が少数ながら存在しており、そこでは、子宮頸がんの標準治療になっている「腔

内照射」（P.327）が実施可能です。

これら放射線治療によって、出血が止まり、がん再増大してこないケースは確かにありま す。ただ前述したように、放射線治療でがんが暴れだすこともありえますし、重大な後遺症が生じることもある（P.123）。出血を我慢できるなら、放射線治療も受けないほうが安全に長生きできます。

ガイドラインにあえて重要事項を記載しない

信頼できる比較試験によれば、「リンパ節郭清《かくせい》の治療的意義は見いだせなかった」、郭清《かくせい》するとがんが暴れやすくなり「がんの再発や死亡が増えた」と書かれています（Lancet 2009;373:125）。

にもかかわらず日本では、多くのケースでリンパ節郭清《かくせい》が行われています。

現行の「子宮体がんガイドライン」（2018年版）に、リンパ節郭清《かくせい》によって再発や死亡が増えた事実が書かれておらず、読み手である婦人科医たちが、郭清《かくせい》の欠点に気づきにくくなっているのが理由のひとつ。

その比較試験結果が発表されてから10年近くたっても、このようにガイドラインに「リンパ節郭清《かくせい》が無意味・有害」だった結果を記載しない。これは、他のがん種のガイドラインにも共通して見られる現象で、「記載しない」ことにより、がん医たちがやりたい（無意味・有害とわかっている）手術や抗がん剤治療を患者たちに押し付けやすくなるわけです。

さらに子宮体がんガイドラインでは、「骨盤リンパ節郭清《かくせい》の意義と適応は？」という問いに対して、「推奨：正確な手術進行期決定に必要である（グレードA）」との回答があり、読み手が〝郭清《かくせい》をするのが正しい〟と思いこむようにできています。

ガイドラインにこう書かれてしまうと、郭清《かくせい》によって正確な病期が決定できても、①患者さんの後遺症が増え、②病期決定にもとづいて施行しようとする抗がん剤治療が無意味・有害であること、③郭清《かくせい》で再発や死亡が増えることに意識が向かなくなってしまう。

そうであっても婦人科医たちは、ガイドラインによって郭清《かくせい》することにお墨付きを得た気持になり、うれしいわけです。

延命効果のない「リンパ節郭清《かくせい》」を行う理由

なぜガイドラインは、リンパ節郭清《かくせい》を奨励するかのような書き方になるのか。

理由のひとつは、大きな手術や困難な手術に挑戦したいと望む、若い医師たちの関心・興味をつなぎとめる必要があるからでしょう。大きな手術をしていない病院には、若手医師が集まらないのです。また、上級医自身も、リンパ節郭清《かくせい》は自分の腕の見せ所だと思っています。子宮や胃袋を切除するだけなら、若手と差がつかないじゃないか、と。

この点は、どのがん領域でも共通の思考だと思われます。そのため、ガイドラインには、「リンパ節郭清《かくせい》は不要」と書かないわけです。したがって、どのがん領域でも、がん再発と患者の死亡を増やしています。

これまで述べてきたように、僕は手術をすること自体に反対です。しかし患者さんが（種々の不利益を承知で）手術をうけると決めた場合には、リンパ節郭清《かくせい》をせずに子宮摘出だけですませてくれる病院を（探しまわってでも）見つけるようにしましょう。

子《し》宮《きゅう》頸《けい》がん

子宮の入り口の子宮頸部と呼ばれる部分から発生します。その場所的特性から、婦人科の診察で観察や検査がしやすく、発見されやすいがんです。

症状

- 子宮頸がんの進行度（ステージ）は、0期（上皮内がん）、1A期、1B期…4A期、4B期と細かく分けられている。
- 0期と1A期は自覚症状がなく、婦人科検診で発見されるのが原則。
- 1B期以上は検診で発見されるケースと、不正出血をきっかけに見つかるケースがあり、大量出血で命の危険が生じることもある。

標準治療

●ステージ0期

子宮頸部（子宮の入り口）をアイスクリームのコーン形にくりぬく「円《えん》錐《すい》切《せつ》除術《じょじゅつ》」を行う。

ステージ1A期以上

・円錐切除後の病理検査で、切除した端っこ（断端）にがん細胞があると、1A期以上に格上げされ、子宮摘出術ないし「広汎子宮全摘術《こうはんしきゅうぜんてきじゅつ》」が追加される。

・広汎子宮全摘術では、子宮と卵巣・卵管の切除のほか、骨盤内リンパ節の郭清《かくせい》と膣上部の切除が行われる。

ステージ1B〜2期

・広汎子宮全摘術か「化学放射線療法」（抗がん剤と放射線の併用）が勧められる。放射線単独治療が勧められることもある。放射線治療は、リニアックによる骨盤部への外部照射と、膣から小さな「放射線源」を子宮内部に送りこむ「腔内照射」を併用する。

ステージ3〜4期

・化学放射線療法が勧められる。

腺がん

・予後が悪いという理由から、広汎子宮全摘術が勧められることが多い。

Dr.近藤解説

検診によって上がった死亡率

子宮頸がんの死亡率は、婦人科検診によって減るのではなく、増加しています。

第二次世界大戦に敗戦した直後は、子宮頸がん死亡率がとても高かったのですが、その後は自然に減少し、1980年頃には死亡率は1/6に落ちました。ところが80年代から婦人科検診が全国一斉に始まると、20〜50歳台での死亡率は（減少ではなく）増加に転じたのです。

この増加は、手術や抗がん剤による「副作用死」と、眠っていた転移病巣が手術の刺激によって暴れだしたことが理由でしょう（データは『健康診断は受けてはいけない』文春新書）。

安全に長生きするためには、①婦人科検診を受けない、②検診で子宮頸がんを発見されても、治療を受けない、という心構えが必要になります。

0期の「上皮内がん」は消滅事例が多数

0期の「上皮内がん」と呼ばれる病変は、顕微鏡で「がん」と認定されるのですが、実はヒトパピローマウイルス（HPV）による「慢性感染症」、つまり「がんもどき」だと思います。放っておいて1期以上に進行したケースを僕は診たことがないし、がんが消えてしまうケースも多々あるからです。

それなのに「円錐切除術」を受けると、生理のたびに激痛が生じたり、不妊・流産などで出産が困難になります。また病理検査で1期以上と判断されて子宮摘出術をされると、前述したように死亡リスクも生じます。円錐切除術は受けずに、「上皮内がん」と言われたことを忘れるのが、一番ラクに安全に長生きできる道です（詳しくは『がん放置療法のすすめ』文春新書）。

検診発見がんの1〜2期の対処法

検診で発見されて1期以上と診断されたケースは、前述したように、手術を受けないようにすれば、一番ラクに安全に長生きできます。

ただ、それでも治療を受けたいという方や、出血がひどくて治療を受けたいというケースは、「広汎子宮全摘術《こうはんしきゅうぜんてきじゅつ》」か、「放射線治療」のどちらかを選ぶことになります。治療法の相談相手は婦人科医なので、手術を勧められることが圧倒的多数でしょう。

しかし「広汎子宮全摘術《こうはんしきゅうぜんてきじゅつ》」の後遺症は、排尿障害、足のリンパ浮腫、膣短小化などひどすぎます。これに比べると、「放射線治療」の後遺症はずっと軽く、普通の日常生活を送ることができるでしょう。ただし放射線は、10年以上たってから膀胱や直腸に発がんする可能性があります。デメリットが無い理想的な治療法は、残念ながら存在しません。

がんを暴れさせない最善方法

がんの進行度1B期と2A期の患者を、「①広汎子宮全摘術《こうはんしきゅうぜんてきじゅつ》」と、「②放射線治療」の2グループに分けて治療した比較試験があります。

両者の生存率や生存期間はピッタリ重なりました（Lancet 1997;350:535）。ただし①の手術グループの後遺症は、②の放射線グループより重かった。理由は、手術後に再発する危険性が高いからと「術後放射線照射」を行い、手術の後遺症が放射線で増強されたため。術後に放射線照射をしたくなるようなケースは、手術はせずに、放射線治療を受けるのが正解です。

しかし①の手術群も、②の放射線群も、5年以内に10%が死亡しています。本来、1B期と2A期は、放っておいてもそう簡単に亡くなることはありません。ということは、比較試験の死亡者の多くは、休眠がん細胞が暴れだしたためではないかと見ています。

「治療を受ける」と決めた場合の選択肢

どんながん種でも、進行度が高いほど、出血などの症状がでる率が高くなります。子宮頸がんもそうで、症状がでると、治療を受けたいと考える患者さんがほとんどです。

他方、進行度が高いほど、臓器転移がひそむ可能性が高くなるため、治療を受けると、がんが暴れだす危険性も高くなります。

そこで多少の症状があっても、がんを放置するほうがラクに安全に長生きできる可能性が高くなるわけですが、ここでは患者さんが治療を受けると決めた場合を検討します。

子宮頸がんのステージ3期と4A期では、放射線と抗がん剤を併用する「化学放射線療法」を勧められるのが普通です。

しかし、信頼できそうな比較試験結果をみると、「①放射線のみで治療」と「②放射線+抗がん剤で治療」の生存率は同じです（J Clin Oncol 2002;20:966, 同 2014;32:542）。

子宮頸がんの死因はもっぱら臓器転移ですが、抗がん剤は臓器転移を叩くことはできません。したがって②の抗がん剤併用によって死亡率が減少するのではなく、実際には、抗がん剤の併用により副作用が増強し、患者さんが死亡する可能性も増大します。

結論は、抗がん剤は断って、放射線だけの治療を受けるのが正解です。医師から併用を勧められても、「抗がん剤はイヤだ」と言い続ければ、放射線単独治療が受けられるものです。

4B期は「緩和ケア」に徹し、腺がんは「放射線治療」を選ぶ

ステージ4B期は、定義上、臓器転移が存在し、抗がん剤単独治療を勧められると思いま

す。しかし化学放射線療法のところで述べたように、抗がん剤は無意味・有害なので、それは断り、緩和ケアに徹するのが、一番ラクに安全に長生きできます。

0期以上の子宮頸がんの組織型は、以前は「扁平上皮がん」が大部分でしたが、最近は「腺がん」が増えています。

治療後の再発率が少し高いことから婦人科医に、「腺がんはタチが悪い」と言われ、放射線治療ができるケースでも、広汎子宮全摘術などに追いこまれている患者さんがたくさんいます。

しかし、タチが悪いことと、広汎子宮全摘術が向いているかどうかは無関係です。また、放射線治療を否定する理由にもなりません。

広汎子宮全摘術は、排尿障害、足のリンパ浮腫、膣短小化など後遺症がひどすぎます。

欧米では、腺がんであることは考慮せず、がんの進行期によって治療法を決めています。

腺がんでも、広汎子宮全摘術と放射線治療の長期生存率は変わりません。副作用の少ない放射線治療を選びましょう。

卵《らん》巣《そう》がん

卵巣は、子宮の両脇に1つずつある親指大の楕円《だえん》形の臓器です。卵巣に腫瘍ができたからといって、卵巣がんとは限りません。

症状

- 腫瘍が大きいケースや、腹水がたまったケースは、お腹が張って見つかる。
- 無症状で、何か別の理由で検査を受けて発見されるケースも多い。

標準治療

●手術

- 卵巣がんの確証がなく、疑い段階でも卵巣摘出。

【1期】

- がんが卵巣にとどまるように見える状態が1期。
- 両側の卵巣、子宮の摘出、「大網《たいもう》」の切除を行う広範囲切除が一般的。

- 骨盤内や腹部の「リンパ節郭清《かくせい》」が実施されることもある。

【2〜4期】

- 広範囲切除に加え、術中に認められたすべての病巣（腹膜転移など）を切除する。
- 骨盤内のリンパ節や、腎臓近傍のリンパ節が郭清《かくせい》されることも多い。

抗がん剤治療

- 1期の一部を除き、多剤併用化学療法が実施される。
- 回数は病院によって異なるが、3〜6コースが一般的。

Dr.近藤解説

進行度の決め方からして、無理がある

卵巣がんの進行度（ステージ）分類には無理があります。胃がん、大腸がんなど消化器がん

では医師たちも、腹膜に転移があると「4期」に分類し、一般に「手術不能」、「手術では治らない」と考えます。ところが卵巣がんでは、腹膜転移があっても「3期」とされ、どしどし手術が実施されます。これを、素直に手術不能と考えると、手術数が激減し、婦人科医の生活に影響するからだろうと見ています。治らないのに手術するという無理から、以下で述べるような、さまざまな不都合が生じます。

手術と抗がん剤の縮命効果

卵巣がんから毒がでるわけではないので、いくら大きくてもそれでは死にません。たんに大きいだけなら3〜4期でも、1年以内に亡くなる人を僕は見たことがありません。ところが手術と抗がん剤治療を受けると、3〜4期は1年以内に30〜50%が亡くなってしまう。

死因は、①手術によって眠っていた転移がんが目をさまし暴れだす。②手術で傷ついた腹膜にがん細胞が入りこんで増殖し、腸閉そくを起こして食事が摂れなくなる。③腸閉そくを解消しようとして再手術して腹膜の傷を増やし、事態を悪化させる。④抗がん剤の毒性による副作用死、が主なものです。

最近、リンパ節の郭清《かくせい》に関する比較試験結果が公表されました。2〜4期の患者を「①郭《かく》清《せい》しないグループ」と、「②骨盤内と腎臓近傍のリンパ節を郭清《かくせい》するグループ」とに分けたところ、手術による重大な合併症は6・5%対12・4%と、②が2倍に増えています。

また、術後2か月以内の死亡率は、0・9%対3・1%と、②のリンパ節郭清《かくせい》グループが3倍になりました。半数が亡くなるまでの期間も、②の郭清《かくせい》グループのほうが4か月ほど短くなっています（N Engl J Med 2019;380:822）。

25㎝超の卵巣がんを持つA子（40代）さん

具体例を挙げましょう。25㎝を超える卵巣がんを持つ40代のA子さんのケース。腹膜転移があって、そこから腹水がでていっぱい溜まり、お腹が張って食事がとれなくなりました（最低でも3期。腹水は20ℓ以上も溜まっていた）。

〈緩和ケア選択期〉

婦人科医には手術と抗がん剤治療を勧められたが、僕の外来に相談にみえ、緩和ケア医に腹水を抜いてもらうことで対処していくことになった。ただ腹水を抜くことを繰り返すと、腹水のなかにある栄養分（タンパク質）が一緒に失われ、からだは痩せていって栄養失調で早死にする。それで腹水を抜いてラクになったところで、一所懸命に食事をして、からだのタンパク質を増やす、という方針にした。

その後A子さんは、緩和ケア医に通って、腹水を週に2度ぬくことを繰り返していた。さいわい体調は維持でき、3年間にわたり、腸閉そくも起きず、元気だった（ここまでの経過は『世界一ラクながん治療』小学館、参照）。

〈2年後手術を選択〉

しかし、それから2年後（最初から5年）、なにか心境の変化があったらしく、大学病院の婦人科で手術を受けることになりました。詳細は分からないけれども、手術を受けても腹水が溜まるのは止まらず、術後2週間で帰らぬ人となりました（という連絡があった）。

腹水を抜くのを週2回続けていくのは大変なことだから、決着をつけたくなったのかもしれません。その気持ちに婦人科医がつけこんで、「手術で腹水を止められますよ」など、ありえないことを言ったのだろう、と見ています。

腹水が大量に溜まるケースの選択肢

長く生きるためには、腹水を抜き続け、栄養失調にならないように食べ続ける強い意思が必要です。

人によっては、腹水が溜まったら抜くだけで他にはなにもせず、痩せていくのに任せて、早めの死を選ばれる方もおられます（ある意味、安楽死の一種です）。40代でも、そういう選択をされるケースがあります。

どうされるかは、患者さんの人生観にかかるので、長生きを目指すのも、できるだけ自然な流れに任せるのも、どちらも正しい選択だと思っています。

「抗がん剤」では治らないがん種

腎細胞《じんさいぼう》がん

「腎細胞がん」は、腎臓にできるがんのうち、糸球体や尿細管など、血液を濾過して尿をつくる機能を担う腎実質の細胞ががん化して悪性腫瘍になったものです。

症状

• 特徴的な症状がなく、現在は腎がんの8割が、超音波検査や、別の病気を疑った際のCT検査などで発見されています（健診発見がん）。
• 典型的な兆候は、血尿、わき腹の痛みです。

標準治療

●手術

• 初発病巣が切り取れそうなら、腎臓の全摘手術。
• がん病巣が小さければ、腎臓の部分切除術。
• がん病巣が小さいと、「ラジオ波による焼灼術」や、がん病巣を低温で凍らせる「凍結療法」

の適用もある。ただし、実施している病院は限られる。

抗がん剤

・臓器転移がひそんでいることは少ないので、「補助療法」としての抗がん剤治療は実施されない。

・臓器転移が明らかな場合にも、がん縮小効果が不良なので実施されない。

分子標的薬

・根治切除不能なケースや、臓器転移が明らかなケースでは、「ソラフェニブ」、「スニチニブ」などの分子標的薬が使われる。その後に初発病巣を切除することもある。

免疫チェックポイント阻害剤

・根治切除不能または臓器転移ケースでは、「オプジーボ」や「キイトルーダ」が使える。

放射線治療

・放射線の効果も不良なのであまり使われない。

・転移病巣の数が少ないときには、定位照射（ピンポイント照射）が行われることがある。

Dr.近藤解説

タチが良く、放置に適した「腎細胞がん」

腎細胞がん（腎がん）は、特徴的な症状がないため、小さいうちに発見される機会は、検査がほとんどです。超音波やＣＴなどの検査法がなかった時代には、腎がんは10～15㎝大になってから、血尿・わき腹の痛み・発熱などの症状が現れて発見されました。

いまでも、20㎝になってから発見されるケースもあります。がん自体が毒を出すわけではないので、初発病巣が単に大きいだけなら、患者さんは元気です。

がんの進行度（ステージ）の分類で、初発病巣の最大径が７㎝になっても「１期」とされるのも、腎がんのタチがよい証拠です。

僕は、手術をうけずに放置した腎がんの患者さんを数十人みてきましたが、経過は、①大きくならない、②小さくなる（消えるケースもある）、③大きくなる、のいずれかです。直径が４㎝以上の腎がんは、ゆっくり大きくなっていくケースのほうが多いものの、一年に１～４㎜といったところです。臓器転移もでてきません。

肺転移ケースでも、しばらく増大をつづけたあと、成長をとめ、さらに様子を見ていたら、全部が消失してしまいました。この方は、転移がでてきても何も治療を受けなかったのですが、（分子標的薬や抗がん剤をやめると転移が消失するケースがあることから推して）自然体でいることが、転移の消失を導いた可能性があります。

要するに、少なくとも健診発見がんは、手術をうけないのが正解です。

症状発見がんは、症状緩和に徹する

症状発見がんは、治療の必要性が高いように思えるものですが、他方では、転移が潜んでいる可能性も高くなり、手術をするとがんが暴れだす危険性があります。それゆえ症状緩和に徹するのが、一番ラクに安全に長生きできるはずです。

このような健診発見がんと症状発見がんの違いを、統計的なデータも裏づけます。

というのも米国では、1975年からの30年間に、①腎がんの発見数が約2倍に増えましたが、②腎がんによる死亡数は不変でした（JNCI 2010;102:605. グラフは『健康診断は受けてはいけない』に転載）。①は（転移がない「がんもどき」が大部分である）健診発見がんが増えたことで説明できます。また②の死亡数不変の事実は、症状発見がんの多くを（すでに他臓器に転移している）「本物のがん」が占めており、そういうケースは（健診で）早くに見つけて手術しても（その前に転移しているため）治らない（亡くなってしまう）ことの証拠になっているわけです。

手術をすると、がんが暴れ出す

タチが良いはずの腎細胞がんですが、４㎝以上を手術すると、５年以内に19％が腎臓がんのために亡くなります（J Urol 2009;181:35）。その中には、治療死も含まれていますが、手術をきっかけに、潜んでいた転移が暴れだすことが多いのでしょう。

僕もそういうケースを経験しています。６㎝で見つかった腎がんを放置していたら、５年後に８㎝になった。最終的に腎臓の全摘術を行ったら、術後1年目に、肺に複数の転移病巣が出現してしまった。

標準治療に入っている、分子標的薬やオプジーボに関しては、総論の「抗がん剤」「がん新薬」「免疫療法」の項で述べたとおり、延命効果はなく、使用する意味はありません。

なお、治療をうけない場合には関係ない話ですが、腎細胞がんは、顕微鏡検査（病理検査）で「がん」という確実な診断を得ないで手術に踏み切ります。理由は、病理検査用の「腫瘍組織」を採取するには、体外から患部に「針」を刺す「針生検」をせざるを得ず、「がん」であった場合に、「針の通り道」にがん細胞がばらまかれて増殖する恐れがあるからです（このタイプの再発は始末に困る）。

そのように術前に「がん」と確認できないため、腎臓摘出手術後に医師から、「良性腫瘍で、がんではなかった、おめでとう」と言われるケースが続出します。

また腎臓は二つあるため、「片方の腎臓を摘出しても大丈夫」とよく言われます。

しかし、良性腫瘍で腎臓摘出術をしたケースの追跡調査では、10年以内に4割が「4期以上の腎障害」になっている（つまり人工透析生活になりやすい。Eur Urol 2013;64:600）。

同じものが2つある臓器は、からだが必要としているから、2つ存在するのです。

腎《じん》盂《う》がん・尿《にょう》管《かん》がん

「腎盂がん・尿管がん」は、膀胱がんと同じく「尿路がん」です。が、膀胱がんにくらべて、タチが悪い（臓器に転移しているケースが多い）ようです。

症状

- 目で見て分かる「血尿」（肉眼的血尿）で発見されるのが大部分。
- がんによって尿がせき止められると、その部分よりも腎臓に近いところにある腎盂・尿管に尿がたまって膨れ、「水腎症」になる。
- 「水腎症」になると、患部側の脇腹から背部に痛みが生じることがある。

標準治療

手術

- がんが腎盂・尿管やその周囲にとどまっているように見えると、手術になる。
- 患部側の腎臓と尿管を全部摘出するのが普通。

抗がん剤治療＋手術

- リンパ節転移が1個でもあると、4期となって、抗がん剤治療を施行してから手術。または手術をしてから抗がん剤になる。

抗がん剤治療

- 臓器転移が明らかであれば、抗がん剤治療になる。

Dr.近藤解説

腎臓の外に出来るがん

腎盂《じんう》とは、腎臓でつくられた尿を受けるための「盃《さかずき》」のような器官で、腎臓に付着しています。そして腎盂とつながった「尿管」が、尿を膀胱まで運びます。

ふつう「腎がん」と言われているのは、腎臓の中にある「腎細胞がん」のことで（P.340）、腎臓の外にできる「腎盂がん」とは異なります。

がんもどきの可能性が高い「表在性《ひょうざいせい》がん」

がんが腎盂・尿管の粘膜から発生し、粘膜にとどまっているものを「表在性がん」と呼びます。表在性がんはほぼ確実に「がんもどき」です。臓器転移がないので、手術してもがんは暴れだきないため、術後にがんで亡くなる人はほぼ皆無。しかし、がんもどきなのに腎臓と尿管を取ってしまう意味はないし、術後の病理検査で実は手術で暴れ出す「筋層浸潤がん」だったと判明するリスクがあります（以降参照）。

手術で暴れ出す「筋層浸潤がん」

がんが、粘膜の奥にある「筋層」に侵入（浸潤）していると、「筋層浸潤がん」と呼ばれます（筋層を超えているケースも含む）。筋層浸潤がんだと、どこかに臓器転移がひそんでいる可能性が5割を超えます。その場合、手術をきっかけに、休眠していた転移がんが暴れだして、落命します。術前のCTなどで、表在性がんと思っていても、手術をしてみたら筋層浸潤がんだと分かることも多い。そのときは、がんが暴れだすのを止めることはできません。

たとえば直径1㎝ほどの尿管がんの手術したら、すぐに肝臓転移が出現してきた60代の男性。手術から半年後に、僕の外来にみえたときには、肝臓の大部分を転移病巣が占めており、肝不全が生じる一歩手前でした。「手術を受けなければ、こうはならなかった」と伝えるのは、あまりに可哀そう。といって延命策も提案もできず、辛く苦しい瞬間です。

他方で、腎臓はふたつあるため、片方の腎臓が使えなくなっても、すぐ腎不全になってしまう、という事態は生じません。そもそも手術したら、がんがある側の腎臓は取られてしまうことを想起すべきです。

また腎盂がんや尿管がんの初発病巣は、どんなに増大しても、それで患者さんが死ぬこともない。そのため腎盂・尿管がんと診断されても、手術を受けないのが一番ラクに安全に長生きできます。

臓器転移が盛んに増殖している場合にも、抗がん剤は無意味・有害で、寿命を縮めるから受けないほうがいい。

「抗がん剤」では治らないがん種

膀胱《ぼうこう》がん

膀胱がんは、尿路上皮ががん化することによって引き起こされます。膀胱筋層に浸潤していない「筋層非浸潤がん」と、浸潤した「筋層浸潤がん」、「転移性がん」で治療法は異なります。

症状

- 目視できる「血尿」（肉眼的血尿）で「ポリープ」が発見されることがほとんど。
- 血尿の程度は、尿に血が数滴まじるケースから、血で真っ赤にそまるケースまで様々。
- 頻尿、排尿時痛、残尿感などの「膀胱刺激症状」が生じることもある。

標準治療

筋層非浸潤がん

- ポリープ切除後の病理検査で、がんが筋層に入っていない「筋層非浸潤がん」と分かると、それで終了。膀胱全摘術は行わない。

- 術後、再発予防と称して、抗がん剤もしくは「BCG」（生きたウシ型結核菌）を膀胱内に注入することが多い。
- 膀胱内に再発を繰り返すと、膀胱全摘術が提案される。

筋層浸潤がん

- すべてのケースで、膀胱全摘術になる。
- 尿の出口を確保するために、尿路を再建する「尿路変更」も同時に施行する。
- 術前に抗がん剤治療が行われることもある。

リンパ節転移・臓器転移

- リンパ節に転移が1つでもあると（胃がん、乳がん、子宮がんなどと異なり）、臓器転移がひそんでいることがほとんどで、4期とされる。
- 肺や肝臓への転移が明らかなケースとともに、化学療法が治療の中心になる。

・並行して、膀胱全摘術が勧められることもある。

Dr.近藤解説

診断方法

ほとんどの「膀胱がん」は、粘膜からポリープ状に盛り上がっています。膀胱の壁は内側から①「粘膜」、②「粘膜下層」、③「筋層」、④「腹膜」と四つの層からなり、膀胱壁のどの深さまでがん細胞が達しているかで、治療法が異なるため、ポリープ切除をかねて「深達度」診断が行われます。

方法は、尿道から内視鏡を入れ、「筋層」が含まれるようにポリープを切除し（経尿道的膀胱腫瘍切除術）、得られた組織を「病理医」が顕微鏡で調べます。

●筋層非浸潤がん

がんが③の「筋層」に入っていなければ、「筋層非浸潤がん」と呼ばれます。筋層非浸潤がんは、ほぼすべてが「がんもどき」で、臓器転移がひそんでいないので一安心。筋層非浸潤がんなら、がんを放置しても死ぬことはありません。

けれども内視鏡による施術後、抗がん剤やBCGを膀胱内へ注入されると、膀胱刺激症状が強く、QOLは著しく低下します。そのうえ、膀胱内再発を防ぐことは難しい。がんもどきは「イボ」のようなものなので、くりかえし生じやすい性質があり、それをクスリで何とかしようとするのは無理があるのです。それなのに次々でてくるポリープを何とかしたいと願うと、クスリの副作用で苦しみ、いずれ膀胱全摘術に突入させられるでしょう。

●筋層浸潤がん

がんが③の「筋層」に入っていれば、「筋層浸潤がん」と呼ばれます。筋層浸潤がんだと、転移がひそんでいる可能性があります。深達度が深くなるほど、転移している率が高まります。内視鏡切除術では、筋層のどこまで達しているのか、腹膜にまで達しているのか等がよく分からないのですが、平均すると「本物のがん」の可能性が5割程度あります。

「筋層浸潤がん」と診断されると精神的なショックが大きく、医師が勧めるままに膀胱全摘術をうけやすい。しかし本物のがんであれば、臓器や腹膜にひそんでいる転移がんがほぼ確実に暴れだし、早くに落命してしまいます。全摘術で人工膀胱となった上、早死にしたのでは割があいません。

延命効果の高い選択肢

臓器転移がひそんでいると思われるケースでも、手術をうけずに膀胱がんを放置していると、がんが暴れだすことは少ないように感じます。

こうしたことから、膀胱内に筋層浸潤を思わせるポリープがあっても、がんかどうかを調べずに、「がんもどき」と「本物のがん」の可能性は5分5分程度、と考えて放っておくのが、一番ラクに安全に長生きできるでしょう。もし内視鏡的切除をうけて、がんと分かっても、それ以上はなにもしないこと。

ただし辛い症状があれば、対処する必要があります。

辛い症状を緩和する

【排尿困難は内視鏡で対策を】

がんが尿道の入口をふさいで、尿が出ないとき。その場合は、内視鏡でポリープを切除したり、削ったりしましょう。

がんが尿管の出口付近にあった場合にはどうか。

膀胱がんが尿管の出口をふさぐと、その側の尿管・腎盂に尿がたまって「水腎症」になり、やがて腎臓の機能がおちて「腎不全」になります。そうなっても、腎臓はもうひとつあるため、患者さんが死ぬわけではないのですが、長期の延命を目指すうえでは、片方の腎臓しかないことは不利になります（P.345）。

そこで膀胱内のポリープが尿管にごく近いところにあるケースでは、尿管がふさがれていないかどうかを膀胱鏡によって定期的に調べる（最初は1年に一度程度）、という方針もありえます。

【出血】

がんからの出血が激しく、貧血になるようなケースでは、ポリープ切除で止血できればいいのですが、血が止まらない場合が問題です。

出血がひどいのは、がんのタチが悪い証拠と思われ、おそらく「本物のがん」です。したがって、症状を緩和するためと称して膀胱全摘術をうけると、がんが暴れだして早死にする可能性が高くなります。

そこで考えられるのが「放射線治療」です。がんもどきである筋層非浸潤がんには、放射線はほぼ効果がありませんが、がんのタチが悪くなるほど、よく効く（がんが小さくなる）傾向があります。

がんを内視鏡を使って削っておかなくても、放射線は強力なので、消えるはずです。

放射線単独治療の選択肢

世界を見渡せば、放射線を標準治療としている国も少なくありません。しかし日本では、問題がふたつあります。ひとつは、膀胱全摘術ばかりが実施されてきたため、膀胱がんの治療経験がある放射線治療医が少ないことです。

放射線をかけすぎると、膀胱が縮んでしまう「萎縮性膀胱」（尿意がひっきりなしに生じて苦痛が大きい）が生じる危険性があります。具体的には、膀胱全体に（1回2グレイという線量で）25回以上（つまり計50グレイ以上）かけると、膀胱が縮む可能性が生じます。膀胱がんのところだけを狙って照射する「高精度放射線治療」（P.121）であれば、萎縮性膀胱が生じる可能性は低いはずです。

別の問題は、医師が放射線治療に同意しても、抗がん剤を併用する「化学放射線療法」を押し付けられる可能性があることです。

「化学放射線療法」は、放射線を照射した範囲の「がんをやっつける率」が数％は向上するはずですが、抗がん剤は全身に回るため、QOLが悪くなります。そして生存期間が延びる保証がありません。というよりも、寿命は臓器転移の有る無しで決まるため、抗がん剤を足しても寿命は延びないはずです。放射線単独で治療してもらうのがベターでしょう。

前立腺《ぜんりつせん》がん（PSA発見がん）

前立腺の細胞が正常な細胞増殖機能を失い、無秩序に自己増殖することにより発生します。近年急増した、「PSA発見がん」について解説します。

症状

【採血による「前立腺特異抗原（PSA）」発見がん】

- 自覚症状はない。
- 排尿困難を訴えるケースは、ほぼすべてが同時に存在している、良性疾患である「前立腺肥大症」によるもの。

【症状発見がん】

- 8割以上は、骨の痛みで発見される。骨に転移があると4期。
- 腰や骨盤が痛むことが多い。
- 高齢者には老化現象としての腰痛がよく生じるが、その場合、痛みは良くなったり悪くなったりと、変動する。がんの転移の痛みは、週単位で右肩上がりになることが多い。

標準治療

■採血による「前立腺特異抗原（PSA）」発見がん

●手術

・前立腺を全摘出する。
・前立腺のなかを「尿道」が通っているため、全摘出によって尿道が切り離される。
・手術中に、切り離された尿道と膀胱をつなぐ。

●放射線治療

【外部照射】

・現在は、汎用機であるリニアックを用いた「高精度放射線治療」が一般的。
・そのうち、線量の分布を前立腺の形状に合わせる「強度変調放射線治療」（IMRT）が多く実施されている（P.121）。
・定位照射（ピンポイント照射）をうたう「陽子線治療」や「重粒子線治療」も実施されている。

［組織内照射］

- 放射線をだす「アイソトープ」を、金属の「粒」に封じこめ、外部から前立腺の中に打ちこむ。
- 粒は取りださないが、放射線は時間の経過とともに減少する。

■症状発見がん

- ほとんどに転移があるので、薬物療法が実施される。

●ホルモン療法

- 定期的な皮下注射により、男性ホルモンの分泌を抑制するのが主流。
- 効果が薄れると、別の方法に乗り換える。

●抗がん剤治療

- ホルモン療法でＰＳＡが下がらなくなると、抗がん剤である「ドセタキセル」が投与される。

●放射線治療

- 骨転移で痛みがある場所に外部照射が実施される。
- ラジウムという物質が骨に集まることを利用し、放射線をだすラジウム（薬品名：ゾーフィゴ）を静脈内に投与する治療法もある。

Dr.近藤解説

失禁、性機能障害が起こる「全摘術」

近年、「前立腺がん」が急増しています。採血検査で「前立腺特異抗原（PSA）」値上昇が見られると、針を刺して組織を採取する「生検」が行われ、がんが多数発見されるようになったからです（PSA発見がん）。

「PSA発見がん」は自覚症状がないのですが、治療をうけると後遺症がはなはだしい。

全摘術では、切り離された尿道と膀胱とをつないだ箇所がゆるくなって、「失禁」が起こります。そうなると「オムツ」をつけた生活になる。

また全摘術では「性機能障害」もよく生じます。前立腺の周囲には、勃起や射精をつかさどる神経がまきついているからです。僕の外来にこられた、まだ50歳代の方が「全摘術を受けたら性行為が不可能になった」、「医者からの事前説明がなかった」と嘆きつつ怒っておられましたが、手術をうけた後ではどうにもなりません。

頻度に関しては、失禁するのが10〜40％。性機能障害はほぼ100％に生じるが、時間の経過とともに術前の状態に回復するのが（神経を温存するかどうかなど、手術法によりますが）30〜50％程度と言われています。

しかしこれらの％はあくまでも医師からの報告の数字なので、要注意です。というのも担当医から「なにか後遺症はありますか」と尋ねられたとき、手術してもらった医師に遠慮して、本当のことを言わなかったり、病状を軽めに伝える患者さんが多いからです。

実際に参考になるのは、患者さんたちが仲間内でする打ち明け話でしょう。僕のセカンドオピニオン外来にこられる前立腺がんの方がたからは、「自分の周囲の前立腺がんで手術した人たちは皆、後遺症で苦しんでいる」という話をよく聞くので、ほぼ全員に失禁か性機能障害、あるいはその両方が生じて良くならない、と考えておかれたほうがいいでしょう。

「放射線治療」の後遺症は、数か月以降に発症

手術の場合、直後から失禁や性機能障害が生じますが、「放射線治療」では、後遺症がでてくるのは数か月ないし数年たってからです。主なものは、「直腸からの出血」、「排尿困難」(尿道の狭窄)、「性機能障害」、膀胱や直腸の「放射線発がん」などです。高精度放射線治療の場合、発がん率は従来の外照射法より低いという主張もありますが、この方法が臨床に取り入れられてから日が浅いので、今後を見る必要があります。

いずれも放射線の線量が高いほど、頻度・程度が高くなるため、近年の、前立腺に大線量を照射しようという風潮は極めて危険です。

また一定線量あたりの殺細胞効果が、通常のX線による放射治療の何倍もある「重粒子線治療」も、あまりに強力すぎて、将来なにが起こるかわからない怖さがあります。

そもそも重粒子線を使うのは、ＰＳＡ発見がんの性質が（通常の放射線治療では死なない）「正常組織」とほぼ同じだから、ということに留意しましょう（つまり「がんもどき」の証拠）。

「がん監視療法」は手術、放射線治療に導く序章

最近は、後遺症のことが知られるようになったせいか、治療を嫌がる人が増えました。そのためでしょう、医師のほうから「がん監視療法」が提案されることがあります。手術も放射線もやらないで、しばらく様子を見ようというのです。言われた患者さんは、ほっとしますね。しかしこれは、僕が提唱する「がん放置療法」とは似て非なるものです。そのうえ患者さんを治療に追いこむための「罠《わな》」でもある。

似て非なるものというのは、放置療法では、自覚症状のない前立腺がんに治療を提案することは、将来的にも皆無だからです。

ＰＳＡは値が「４」を超えると「異常値」とされますが、これが「１００」になっても「３００」に上がっても、痛みなどがでてこなければ何もしないのが放置療法です。そして「ど

の治療法も後遺症が問題だから、やめておいたほうがいい」、「がんと言われたことを忘れて暮らしなさい」とアドバイスします。

これに対し「監視療法」では、PSAを定期的に測ります。そして値が「10」を超えると、医師は患者に「危険だから治療をしましょう」と言って、手術か放射線治療に誘いこみます。罠というのは、PSAはだんだん上がっていくのが普通なので、医師の方では「治療をいやがっていても、いつかは治療に落としこめる」と思っているからです。患者さんは、年に何度も医師と顔を合わせているうちに、すっかり「従順」になってしまう半面、PSA値が上がったことに驚いて、治療に同意してしまうわけです。

そういう事態を避けるため、放置療法では「定期的なPSA検査を受けないほうがいい」とアドバイスしています。

「PSA発見がん」は99%が無害

「ＰＳＡ発見がん」は99％以上が、無害な「潜在がん」のため、放っておくのがベストです。

「潜在がん」とは、人が何かの原因で亡くなったときに「解剖」すると見つかる、症状を引き起こさずに潜んでいるがんのことです。超高齢者はほぼ例外なく、どこかの臓器に潜在がんが見つかりますが、前立腺がんが最多で、60歳代は50％、80歳代は87％にものぼります（Eur Urol 2005;48:739）。

「ＰＳＡ発見がん」を放っておいても人を殺さないという、データ的根拠はこうです。

「ＰＳＡ検診」が存在しなかった１９７５年。死亡した国民の圧倒的多数は中高年ですが、「前立腺がん」は死因のわずか０・３％でした。男性１０００人のうちの数百人に「潜在がん」が存在していたはずなのに、わずか３人しか死亡しなかったのです。

これは、「潜在がん」のほぼ全てが無害で人を殺さない「がんもどき」である証拠です。

「本物のがん」は、ＰＳＡ検査で発見しても治らない

前述の亡くなった３人は治療死でない場合は、臓器転移で亡くなったはずです。つまり「本

物のがん」だったことになります。そうであれば、がん病巣が1㎜以下のときに転移が生じてしまっている（P.35）。

この3人は、仮に現代の「PSA検査」で早期発見したとしても、発見されるときには最低でも1㎝はあるでしょうから、治すことはできないのです。

要するに、PSA検査で発見される前立腺がんの圧倒的多数は「がんもどき」であるため、放っておいても、その人は死にません。他方、ごくごく少数の「本物のがん」に当たっているケースは、PSA検査で発見しても治せない。それどころか、早くに発見して手術や放射線治療をすると、ひそんでいたがん細胞が目をさまして暴れだし、（放っておいた場合より）早死にする危険性があります。

PSA発見がんも治療に突入すると、経過中にホルモン療法や抗がん剤治療が実施されることが多々あります。その問題点は、「症状発見がん」をふくめ、ホルモン療法の項で解説します（P.438）。

「抗がん剤」では治らないがん種

原《げん》発《ぱつ》不《ふ》明《めい》がん

明らかに転移と思われる病巣があるのに、検査をしても「初発病巣」が見つからない。「原発不明がん」でいちばん頻度が高い、頸部リンパ節への転移の場合を説明します。

症状

- 頸部《けいぶ》へのリンパ節転移の場合、あご骨のカドの下あたりが好発部位。
- 腫れた、硬いリンパ節が1～数個ふれるだけで、ふつう痛みはない。
- 検査で原発病巣が判明すると、原発不明がんからは外れ、それぞれの部位のがん種に分類される。

標準治療

手術

- まずは手術。転移リンパ節が存在する側のリンパ節をごっそり取る「頸部《けいぶ》リンパ節郭《せっかく》清《せい》」が行われる。転移が1個のときでも、郭清《かくせい》が実施されるはず。

放射線治療

- 次に放射線治療。郭清《かくせい》が実施されたあとの頸部領域に、広く放射線が照射されることが普通。
- 原発病巣は、検査で発見されていなくても、どこかに存在するはずで、上咽頭、中咽頭（扁桃や舌の根元）などに潜んでいる可能性が高い。
- そのため放射線は、それら原発病巣の候補部位にも広く照射される。

化学放射線療法

- 放射線治療と同時に抗がん剤をもちいる「化学放射線療法」になることが大半。
- 抗がん剤は、点滴で投与される場合と、飲み薬の場合とがある。どちらになるかは医師の好みによる。

Dr.近藤解説

病巣を取っても延命効果がない矛盾

首にリンパ節転移があるケースが多いのですが、本人が触るだけでシコリに気づくからでしょう。胸やお腹の中だと、リンパ節転移があっても症状がでにくく、なかなか気づかないものです。

頸部リンパ節転移の「組織検査」で、特殊なウィルスの痕跡がみつかると、「中咽頭がん」（P.228）や、鼻の奥にあたる「上咽頭」に発したがんであることがほぼ確実になる。「頸部リンパ節郭清《かくせい》」は、首スジにある筋肉や神経まで切除する大手術なので、術後に運動障害や神経マヒなどの後遺症がでて苦しみます。

リンパ節転移の個数が多くて、腫れが強いほど、郭清《かくせい》の必要性が高いように感じます。しかしそういうケースは、臓器転移が潜んでいる可能性も高いため、郭清《かくせい》でがんが暴れだしやすくなります。結果、郭清《かくせい》で目に見える転移病巣は取り去れたが、早々に亡くなる可能性が高まるという矛盾が生じます。

化学放射線療法の後遺症

また化学放射線療法は、口内乾燥、唾液分泌の減少、嚥下障害などの後遺症がでやすく、QOLが悪くなる。放射線治療医だった僕からすると、患者さんに勧めたくない治療法です。

これに対し治療をしない場合、むかし話のコブトリ爺さんのように、頸部が腫れてくる可能性があります。しかし、それ以上には腫れてこず、新たなリンパ節転移もでてこない可能性もあります。もし、リンパ節にがんがあっても死ぬわけでもないし、腫れている以外にはQOLを下げる要素がありません。がんが暴れだす可能性を最小にするには、治療を受けない選択肢も検討すべきです。

なお鎖骨の上のくぼみにリンパ節転移が生じるケースもときどき見られます。その場合の初発病巣はふつう、肺、食道、胃、大腸、子宮など、首から下の臓器です。初発病巣が発見されなければ「原発不明がん」とされますが、（検査で発見できもしない）初発病巣によって命を落とすことは不可能なので、放置療法がむいています。

「抗がん剤」では治らないがん種

メラノーマ（悪性黒色腫《あくせいこくしょくしゅ》）

メラニンという黒い色素をつくる皮膚細胞ががん化したものなので、皮膚にできるのが圧倒的多数。腫瘍の色が黒いのが特徴です。日本人の場合、足の裏が好発部位です。

症状

- ほくろ（黒子）が急に大きくなる。
- ほくろの周囲に（黒い）シミができて広がる。
- なにもない皮膚に（黒い左右非対称の）シミができる。
- 痛みはない。

標準治療

●切除手術

- 腫瘍の周囲に1～2cmの正常組織をつけて切除する。
- 皮膚移植「植皮《しょくひ》」が必要となることが多い。指が切断されることもある。

センチネルリンパ節の生検

- 初発病巣の部位が上肢であれば「腋窩《えきか》リンパ節」、下肢であれば「鼠径《そけい》リンパ節」というように、リンパ節転移が生じやすい場所が決まっている。
- リンパ節が腫れていなくても、これら部位のリンパ節を摘出し、転移の存否を調べるのが「センチネル生検」。
- 顕微鏡検査で転移がみつかると、リンパ節をごっそり切除する「リンパ節郭清《かくせい》」が実施される。

放射線治療

臓器転移や再発病巣に実施されることがある。

抗がん剤治療

転移・再発ケースに実施されることがある。

免疫チェックポイント阻害剤

- オプジーボ、キイトルーダなどが投与可能。抗がん剤に代わって使われるようになった。

Dr.近藤解説

「手術」はがんが暴れ出すきっかけに

白人はメラノーマの発生頻度が高く、恐怖感が強い。その風潮が波及し、日本でも「ほくろ」を気にする人が増えました。ただ早期発見を心掛けると、「がんもどき」が増加します。米国では近年、メラノーマの発見数が著増しましたが、死亡数は増加していません。これは発見数が増えた大半が「がんもどき」であることを示します（JNCI 2010;102:605）。

日本でも同じ傾向です。ほくろを見つけた場合、（がんもどきを治療されてしまう愚を避けるため）あまり神経質にならず、様子をみるのが得策です。

メラノーマと診断されると、全員に手術が実施されますが、それが「もどき」であれば手術は不要だし、もし「本物」であれば、潜んでいる転移があるため治りません。それどころか「本物」だと、休眠がん細胞が目をさまして暴れだし、早死にすることにもなります（ほくろタイプのメラノーマを切除したら、術後1か月で転移が見られたケースが、ビフォーアフターの写真付きで報告されている。Dermatol Surg 2003;29:664）。

「センチネル生検」に延命効果はない

センチネル生検には「比較試験」があります。多数の患者さんを、「①センチネル生検をするグループ」（がん細胞が見つかればリンパ節郭清《かくせい》をする）と、「②センチネル生検をしないグループ」の2つに分けて、その後を長期にわたり追跡調査しました。結果、センチネル生検をしても総死亡数は減りませんでした（N Engl J Med 2014;370:599）。

比較試験でセンチネル生検が無意味だと判明したのに、今でも実施されているのは、皮膚科医にとって、センチネル生検とそれに引き続くリンパ節郭清《かくせい》は、やりがいがあり（面白い）、手術代がふえて経済的にもうるおうからでしょう。乳がんや他のがん種と同じです。

「抗がん剤」、「免疫チェックポイント阻害剤」は有害

抗がん剤治療には延命効果はなく、毒性がはなはだしい。正式に「毒薬」に指定されてい

ることもあり、縮命効果があります。

抗がん剤にかわって、免疫チェックポイント阻害剤が頻用されるようになっています。しかし生存率は、抗がん剤治療のそれと同じであることを、オプジーボを例に総論で解説しました（P.113）。

重要なので繰り返すと、信頼できる比較試験（P.114図9）のグラフを見ると、治療開始後の早い時期に亡くなる率は、抗がん剤群よりも、オプジーボ群のほうが高くなっています（つまり生存率が低くなっている）。

これは副作用が激烈だと悪評が高い抗がん剤よりも、オプジーボの副作用のほうが危険であることを意味します。

抗がん剤使用グループも、オプジーボ使用グループも、全患者の3割が6か月以内に亡くなられたのは、薬剤毒性が原因でしょう。なぜならば、CTやPET検査が頻用される今日では、メラノーマの転移も小さいうちに発見されるので、仮に放置した場合に半年以内に亡くなることは考えにくいからです。

数年前に大学病院でメラノーマの手術を受けた方から、興味深い話を聞きました。初回治療のとき皮膚科医は、「オプジーボという特効薬ができた」、「もし転移がでてきたら、是非つかいましょう」と意気込んでいたそうです。

ところが最近（2019年）転移が出現したのに、医師はオプジーボを積極的には勧めず、態度が明らかに変わったのだとか。推測になりますが、この間にオプジーボを何人にも使ってきて、副作用の強さと効果の低さを実感したのではないかと思います。

放射線治療は一般的には、あまり縮小効果はないと考えられていますが、縮小するケースもあります。

僕が経験したなかには、食道に初発したメラノーマが放射線治療によって消失したケースもあります（しかしすぐに、臓器転移が出現してしまった）。どこかに転移がひそんでいるケースでは、手術と同じく、放射線治療でも治りません。

ただ、縮小効果を期待して、苦痛がある場合の緩和的な放射線治療を検討する意味はあるでしょう。

他臓器にひそんでいたがんが、治療後に現れる

再発・転移

どんな臓器でも「再発」「転移」が生じる可能性がありますが、「転移」が生じる頻度が高く、対処法が問題になる臓器転移を説明します。

「再発」と「転移」の定義

本章では、胃がん、肺がんなど「固形がん」の再発・転移を解説します。

「再発」は手術・抗がん剤・放射線などの治療がうまくいったように見えても、がんが再び現れることをいいます。医師がいう「すべて取った」「消えた」は、〝目に見えるがんは〟という意味なので、目に見えない小さながんが増殖して再び現れることは珍しくありません。

「転移」はがんが最初に発生した場所から、血液やリンパ液の流れにのって、別の臓器や器官へ移動し、増殖することをいいます。治療開始前から他の臓器にひそんでいたものが増殖してくるのです。

「転移」には、「リンパ節転移」と「臓器転移」とがあります。どちらも、治療後にでてくれば「再発」ですが、ていねいに説明すると、臓器転移は「術後に臓器転移のかたちで現れた再発」ということになります。

なお血液がんは、もともと血液の流れに乗って全身をぐるぐる回っているので、「治療後に再発した」とは言いますが、「治療後に転移した」とは言いません。

また血液がんの再発は、もし治療する場合は抗がん剤になります。

同じ臓器にでた「新たながん病巣」

混乱しやすいのは、初発病巣と同じ臓器に現れた「新たながん病巣」です。

これも「再発」と呼ばれますが、「①初回治療のあと生き残っていたがん細胞が増大した」ケースと、「②まったく別の新たながん細胞が発生して増殖した」ケースに分かれます。②の例を示します。

別のがん細胞による「新たながん病巣」が多い事例

- 「乳がん」が最初に発生した乳房ではなく、別の乳房に生じたがん病巣。
- 「胃がん」や「大腸がん」の治療後、初発病巣から離れたところに生じたがん病巣。
- 「肝臓がん」で、肝臓内に次々でてくる新病巣は、ほとんどが新たな発がん病巣。

「転移」が生じやすく、対処が問題な臓器

どんな臓器にも「転移」する可能性がありますが、心臓、胃、大腸、子宮などに転移が生じることはマレです。本章では、転移が生じる頻度が高くて、対処法が問題になる臓器転移を取り上げます。片側の副腎への転移のように、放っておいても重大な影響がないケースも取り上げません。

リンパ節転移には、「①領域リンパ節転移」と、「②遠隔リンパ節転移」があります。①の領域リンパ節転移は初発病巣の近く、たとえば胃がんなら胃の周囲のリンパ節、乳がんなら腋の下のリンパ節への転移です。

②の遠隔リンパ節転移は、大腸がんから首のリンパ節へ転移するように、初発病巣からずっと離れた部位への転移です。この場合、ほぼ全例に臓器転移がひそんでいます。ただリンパ節転移は「①領域」も「②遠隔」も、それだけであれば命の危険が生じることはマレなので、ここでは取り上げないことにします。

がんの死因8割が「他臓器」への転移

さて、がんの死因の8割以上が「他臓器」への転移だとされています。

しかし実際には今日では、がん自体が原因で亡くなることはほとんどありません。初発病巣や転移を治療する際の副作用や後遺症で亡くなる「治療死」。あるいは治療によって生きる力が吸い取られ、治療が終わった後も体調が戻らなかった「衰弱死」や「栄養失調死」を迎えるケースがほとんどです。

転移の治療によって延命効果が得られるかどうか疑問な場合に、治療したことによって早死にする方が無数におられるわけです。

他方で、転移をなんとかしたいという患者さんたちの気持ちはよく分かりますし、本書は「治療事典」なので、延命効果がありそうな治療法について解説します。

血液がんの再発

血液がんは、初回治療のときに治癒可能と判断された場合、抗がん剤で目いっぱい治療しています。そのため再発した場合に、再度の抗がん剤治療で治せる可能性はごくわずかです。

ただこれにも例外があって、「高用量の化学療法」＋「骨髄移植」という、副作用で死ぬ率が10％以上にもなる強力な抗がん剤で治療をすると、マレに治るケースがあります。副作用で亡くなる率は、年齢があがるほど高くなっていきます。

この分野の医師は（固形がんの抗がん剤治療をする医師より）一般的に正直なので、担当医と相談されるとよいでしょう。

ただし、がん新薬がつぎつぎ開発され承認されている「多発性骨髄腫」の分野では、血液内科医が製薬会社との結びつきを強めているのが現状です。血液がんの分野でも、新薬を勧められた場合には、担当医が高薬価の「金銭毒性」によって思考停止しているのではないか、と疑ってみる必要があります。また若年人口がだんだん減っている関係で、（血液がんの）高齢者に無理な抗がん剤治療をする傾向も、年々、強まっています。

脳《のう》転《てん》移《い》

すべての固形がんは脳に転移する可能性があり、とくに肺がんに多く見られます。脳転移はふつう複数ですが、まれに1個だけのケースもあります。

症状

- 頭痛、吐き気などの「脳圧亢進《のうあつこうしん》」症状。
- 脳は硬い頭蓋骨に囲まれているので、転移病巣が増大すると頭蓋内の圧力「脳圧」が上昇しやすく、頭痛などがでる。
- 転移病巣周囲の正常組織に「浮腫《ふしゅ》」（むくみ）が見られることが多い。
- 手足のマヒ、感覚異常、言語障害、人格変化などの神経障害。
- 転移が生じた部位により、発生する症状が異なる。

標準治療

●脳圧降下薬

・脳圧亢進《のうあつこうしん》がある場合、ステロイドや利尿剤を用いて、「むくみ」を軽減し、脳圧を下げる。

手術

・脳転移はふつう複数個あるため、手術が選ばれることは少ない。
・転移が一個で、メスを入れても障害がでにくい場所にあれば、手術を行う。

放射線治療

・転移病巣の個数が少ないケースでは、定位放射線治療（ピンポイント照射）を行う。
・転移の個数が多い場合には、リニアックを用いた「全脳照射」を行う。

抗がん剤治療

・がん縮小効果は低く、副作用が強い。
・手術や放射線が終わった後に勧められることが多い。

分子標的薬

・大腸がん、肺がん、乳がんなど、分子標的薬の使用が承認されているがん種では、抗がん剤治療と同時に、もしくは時期をずらして実施される。

Dr.近藤解説

自覚症状が無い場合は、治療の被害を避けるべき

自覚症状があって、QOLが落ちていたら、治療をうければ症状やQOLがよくなることが多い。ただ重要な機能をつかさどる脳には、ムダな細胞はひとつもないはずなので、手術や放射線で脳細胞がダメージをうけ、症状がかえって悪化することもあります。担当医との率直な相談が必要でしょう。

また脳転移は、自覚症状がない場合、検査で発見されても様子をみていると、長く増大しないケースもあります。しかし検査で見つかれば、無症状でも手術や放射線治療をすることになり、結果、神経障害が生じてQOLが悪化する可能性が高い。だから治療による被害を最小限にするには、自覚症状もないのに定期的な脳検査（MRIなど）を受けないことです。

ボケる頻度が高い「放射線治療」

放射線治療を具体的にどうするかは、判断が難しい。

転移個数が多くて、しかも治療する必要があれば、全脳照射になるだろう。しかし全脳照射は、髪の毛が全部ぬけるし、治療後にボケる可能性が高い。ことに最近よく使われる1回の照射線量を3グレイにして、計10回（計30グレイ）という方式は、ボケやすい。1回の照射線量を2グレイにして計30グレイならば、ボケる可能性は低くなるが、照射回数が多くなり、転移巣の縮小効果は少し低くなる。

これら利点と欠点をどう調和させるか。治療でボケては無念だから、1回線量を下げるほうがよいだろう。

「ピンポイント照射」を行う場合は、数回に分ける

ピンポイント照射には「ガンマナイフ」という装置がよく使われる。最大径が3㎝以下であれば、複数個でも実施できる。治療部位によっては、脳組織がダメージをうけて神経症状

がかえって悪化することもあるから、安全性を高めるには、照射回数を増やすのがよい。ただ1回の照射で終わらせても、（日をかえて）数回にわけて照射しても、病院収入の総額が同じなので、病院によってはなるべく1回で済まそうとするだろう。

「手術」は医師の腕が重要

脳転移は、患者さんが生きているかぎり、ポツリ、ポツリと再発を繰り返すのが普通。手術は、一般的には避けるべき。けれども大腸がんや乳がんなどで、①初発病巣の治療から時間がたっていて、②転移病巣が1個だけに見え、③手術による後遺症が生じにくい部位であるケースでは、手術のほうが優れている可能性が高い。

ただ、脳外科医も腕前の差が大きいので、どの病院で手術をうけるかは難問です。

「抗がん剤」は無意味・有害

抗がん剤は固形がんの常として、無意味・有害です。しかし主治医に押し切られて、受ける人が少なくありません。その場合、放射線治療をしたあとに抗がん剤を投与すると、脳細胞がダメージを負いやすく、ボケる可能性が飛躍的に高まります。

人にとって脳細胞はきわめて重要なので、人体は、脳の血管に「血液脳関門」という装置をもうけ、血液中の毒物が（血管のそとにでて）脳細胞に流入することを防いでいます。

抗がん剤も「毒物」ですが、「血液脳関門」があるために、副作用としての「脳神経障害」がでにくくなっています（それでも結構生じますが）。

ところが脳に放射線を照射すると、照射した範囲の「血液脳関門」がこわれてしまいます。そしてその後は、抗がん剤が一気に脳細胞に流入するようになり、重度の脳神経障害が頻発するのです。

また（薬価が高いため？）医師たちが使いたがる分子標的薬も無効で有害です。とくに（大腸がん、乳がんなど）多くのがん種で承認されている「アバスチン」は、出血などの副作用があって超危険。脳転移の治療で脳出血を招いては、本末転倒です。

肺《はい》転《てん》移《い》

固形がんの転移が生じやすい臓器には、「肝臓」や「骨」などがありますが、筆頭は「肺」でしょう。「肺転移」が多いのは、CTで数㎜の大きさでも見つけられることが関係します。

症状

- 息切れ。痰をともなわない咳。
- 転移が小さいうちは、症状が生じない。

標準治療

手術

- 転移はふつう複数だし、切除しても別の転移が次々と生じるので、手術は行われない。
- 子どもの骨肉腫からの肺転移は、すべてを切除するよう努めると、2割程度が治る。
- 大腸がんも、肺転移の数が少ないと、切除手術が行われることがある。しかし、手術を繰り返しても次々と生じるのが普通。

●放射線治療
・転移病巣が3個以内で，ほかの臓器に転移していないケースでは、定位放射線治療（ピンポイント照射）が実施可能（健康保険の適用がある）。
●抗がん剤治療
・手術や放射線治療が実施されても、実施されなくても、抗がん剤治療が行われることが多い。

Dr.近藤解説

がん治療によって「呼吸不全」になる

「肺転移」はふつう丸っこいかたちをしています。検査で複数みつかることが、転移の根拠になりますが、転移が1個だけのケースも、ときどき遭遇します。

肺転移の死因は「呼吸不全」だと考えている方が多いはずです。肺組織が転移病巣に置き換えられて呼吸に使える「呼吸体積」が少なくなって、呼吸困難が生じ、やがて呼吸不全になるのだ、と。たしかに治療法のない時代には、そういうケースもありました。

しかし今日では、転移病巣の増大によって呼吸不全になることはマレです。転移がんによる呼吸困難が生じるずっと前に、がん治療によって呼吸不全になるケースが圧倒的多数です。説明しましょう。

自覚症状のない「肺転移」は放置がベスト

肺は巨大な臓器で、機能的な余力が大きいので、かりに片肺と同じ分量が、転移病巣に置き換わって使えなくなっても、患者さんは呼吸不全にはなりません。なにしろ初発性の肺がんでは、片肺を切除してしまうことがあるくらいですから。

患者さんの体格には大小があるので、身長150㎝くらいの小柄なケースを前提とすると、転移病巣の「合計体積」が2000㎖（＝2ℓ）程度になると、息苦しさを感じる場合もあるでしょう。しかし転移の合計が2ℓになるには、直径2㎝の転移が500個も必要です。

ふつうCTで発見される肺転移は、数個から数十個であり、大きさは数㎜から2㎝程度とマチマチですが小さく、転移で使えなくなっている肺体積は数㎖〜数十㎖程度です。要するに自覚症状がなくて、CTで転移病巣が見つかった場合、放っておいても1年のうちに呼吸困難が生じるケースはほぼ皆無です。

患者さんが抗がん剤をいやがると、医師たちは「放っておいたら、余命半年」、「余命1年」などと言い放ちます。しかしこれは真っ赤なウソです。検査で発見された肺転移は、放っておけば、ほぼ全員が1年後に生存しています。

治療により、使えない肺体積は数百㎖以上に

がん治療を受けると「呼吸体積」が急に減少します。

「手術」は、転移病巣を含めて正常組織をかなり広範囲に切除するので、1個の切除につき数百㎖が失われます。

「放射線」のピンポイント照射でも、「放射線」が通過する部分の肺組織がダメージをうけて呼吸に使用できなくなり、1か所の照射で数百㎖。3か所照射すれば数倍になります。ピンポイント照射を始めた頃には、呼吸不全が生じてバタバタと亡くなったものです。

「抗がん剤」は副作用の出方が人によって異なるので、何回くりかえしても肺が無事な人もいますが、1回やっただけで呼吸不全になって亡くなる人もいます。全体的にみれば、患者さんの半数は半年から1年以内に亡くなります。

この、患者さんたちの半数が亡くなるまでの期間が、いわゆる「余命」です。抗がん剤では、「余命半年」から「余命1年」になるわけです。

喫煙歴がある人は「治療死」しやすい

なお喫煙歴がある人は、いまはタバコをやめていても、肺がダメージをうけて「間質性肺炎」や「肺気腫」になっているケースをよく見かけます。その場合、呼吸機能は低下していながらも本人は何とか生きているわけですが、手術、放射線、抗がん剤のいずれも、呼吸機能を下げるので「治療死」しやすい状態です。

それなのに僕の外来では、医師たちから抗がん剤を勧められた（間質性肺炎や肺気腫のある）原発性肺がんや転移性肺がんの患者さんによくお会いします。

これはまるで、「治療さえ受けてくれれば、あなたが早死にしても構わない」と言っているようなものなのです。そういう態度のがん治療医たちは、これまでにも大勢の患者さんを「治療死」させてきたはずです。それでも新たな患者たちに危険な治療を勧める医師たちの頭の中はどうなっているのでしょうか。

抗がん剤の危険性に気づいていても、それを口にだしたら病院や「がん治療ワールド」から追い出される、という恐怖感もあるのだろうと見ています。

肺転移の場合、「呼吸につかえる肺の体積」をがん治療によって減らさないことが、安全に長生きする秘訣です。

オプジーボやキイトルーダなどの「免疫チェックポイント阻害剤」も、間質性肺炎が生じたりして呼吸機能を大きく落とす危険性が高く、落第です。

肝《かん》転《てん》移《い》

大腸がんの転移部位は、主として肝臓であり、肝臓以外に転移が認められないことが多いので、ここでは大腸がん肝転移を念頭において解説します。

症状

- 肝臓は機能的な余力が大きい臓器なので、体積の8～9割ががんで置き換わるまで「肝不全」にならず、生きていけます。
- 多くの場合、肝不全の症状がでたときには、以降の余命（半数が亡くなるまでの期間）は数週間です。

【痛み】

- がんが正常細胞を殺して、それと入れ替わるように育つ場合には、肝臓（がん細胞＋正常細胞）の体積は変わらないので、痛みはでません。
- これに対し、がんが正常細胞を（殺さずに）押しのけるようにして育つケースでは、肝臓の体積が増加するので、腹膜が押し広げられ、痛みがでます。

・つまり肝臓の痛みは、腹膜から発しています。

［肝不全の症状］

・正常細胞が減って、肝臓がうまく機能しなくなると、黄疸、腹水、意識障害などさまざまな症状がでる。

標準治療

手術

・肝臓に転移病巣が複数あっても、①すべてを切り取れる、②正常な肝臓が3割は残る、③他の臓器に転移がない、などの条件を満たせば、腫瘤をふくめた肝臓の部分切除術が実施される。

・大腸がんの肝転移で実施されることが多い（後述）。

ラジオ波による焼灼術《しょうしゃくじゅつ》

・転移病巣が直径3cm以内で、3個以下という条件を満たすと、実施する病院がある。

●**放射線治療**

・他の臓器に転移がなく、肝臓の転移病巣が3個以下であれば、定位放射線治療（ピンポイント照射）の保険適用がある。

●**抗がん剤治療**

・薬が全身にまわる、通常の抗がん剤治療が実施される。

・肝臓以外に転移病巣が見当たらない場合、カテーテル（管）を血管内を通して肝臓までさし入れて抗がん剤を流す「カテーテル治療」が実施されることもある。

Dr.近藤解説

「抗がん剤で縮小してから」提案は無視

患者さんとしては担当医から、「肝臓の転移病巣を切り取れる可能性がある」と言われたら嬉しいでしょう。続けて、「でも今は、手術するのは難しい。抗がん剤で小さくしてから手術をしましょう」と言われ、抗がん剤治療に突入させられるケースが大半です。

しかし「比較試験」結果をみると「①抗がん剤治療をしないグループ」と「②抗がん剤を先にしたグループ」の部分切除術の率は、同じでした（Lancet 2008;371:1007）。

つまり、転移病巣が切り取れそうなごく少数のケースでは、術前の抗がん剤はムダ。切り取れそうにない多数のケースでは、抗がん剤治療をしても、やっぱり切り取れない。

したがって「抗がん剤を先にしてから手術」という担当医の言葉は「虚言」、つまり抗がん剤治療に引きずりこむための方便（手術は結局なされない）になっているわけです。

米国での大規模調査では、1万5千人の大腸がん肝転移ケースのうち、肝臓の部分切除術にたどり着いたのは、わずか6％でした（Cancer 2007;109:718）。

「抗がん剤なしで手術ができる」病院を探す

ではどうするか。抗がん剤は毒性で命を縮めるだけなので、やめておいたほうがいい。そして担当医に「抗がん剤のあとで手術」と言われたら、大腸がん肝転移の手術で有名な病院にセカンドオピニオンを聞きに行き、「抗がん剤なしで手術ができないか」と尋ね、もし「手術できる」と言われたら、鞍替えするのが一法です。ただし手術をうけると、1か月以内の「術死率」が4％強にもなることを忘れずに（前掲Cancer）。

「ラジオ波による焼灼術《しょうしゃくじゅつ》」も病院探しがカギ

肝臓に初発する「肝細胞がん」の治療として始まった「ラジオ波」による「焼灼法」は、近年、肝転移の治療法として実施件数を増やしています。その場合、転移の大きさが3cm以内で3個までという実施基準には意味がありません。術者の腕前によっては、5cmを超える病巣も治療できますし、5〜6個と数が多くても実施してくれる病院があります。それゆえ病院探しが重要です。

ラジオ波治療が終った後は、手術した場合と同様に、新たな転移が次々と出てくることが少なくない。転移病巣がでるたびに、手術やラジオ波を繰り返すことになりますが、手術は正常細胞をも切り取るため、繰り返す回数に限りがあります。対してラジオ波は10〜20回と繰り返すケースもあります。この治療は延命効果を期待ができますが、繰り返すことには精神的・身体的な負担もあります。

第一選択肢は「ラジオ波による焼灼術《しょうしゃくじゅつ》」

手術とラジオ波の優劣ですが、ラジオ波治療が可能なら、開腹や全身麻酔の必要がなく、術死の可能性も手術よりずっと低いので、ラジオ波のほうが得策でしょう。

しかし最新の「ガイドライン」には、「ラジオ波治療を第一選択療法とはしないことを強く推奨する」と書かれています。本当の理由は、ガイドライン作成委員の多くは外科医で、ラジオ波治療の専門家は含まれていないためでしょう。外科医たちは、ラジオ波治療にお客をとられていることで欲求不満が高じ、弾圧にでたのだと見ています。

なお放射線治療（ピンポイント照射）は、病巣を根絶できる率が（ラジオ波より）少し劣るので、可能ならラジオ波を選択しましょう。カテーテル治療に延命効果はありません。

骨転移《ほねてんい》

骨転移は、命取りになりにくい臓器転移です。というのも転移がすべての骨に生じて、白血球などの製造工場である骨髄すべてがダメになることはマレだからです。

症状

[痛み]

- 転移している箇所が痛む。
- 骨の内部が痛むというより、骨をつつむ「骨膜」が刺激されて痛むらしい。

[骨から離れた部位の痺れや痛み]

- 四肢の運動や感覚をつかさどる「末梢神経」は、背骨の中を通っている「脊髄」という太い神経の束から分かれ、背骨のあいだを抜けて外にでる。そのため背骨に転移がある場合は、がんに末梢神経が押されて、手や足の痺れや痛みが生じることがある。

[骨折]

- 転移によって骨が弱くなって、ポキリと折れる。背骨だと、「脊椎」がつぶれる。

【脊髄マヒ】

・脊髄マヒが起きる前には、強い痛みや下肢の脱力などの「予兆」がみられることが多い。

・脊椎がつぶれると、がんが、脊椎の中を通っている脊髄を圧迫して、「脊髄マヒ」が生じることがある。腰椎ではマヒはほぼ生じない。

・頸椎だと四肢マヒになる。

・胸椎だと下半身マヒになる。

【高カルシウム血症】

・骨転移が広い範囲にあると、骨がとけて、主成分であるカルシウムが流れ出し、高カルシウム血症が生じることがある。

・初期症状は吐き気、嘔吐、食欲減退などで、進行すると意識混濁など。

【骨髄機能の低下】

・骨の中には「骨髄」があり、赤血球や白血球などの血液成分をつくっている。広汎な骨転移があって骨髄機能が落ちると、貧血や白血球減少などが生じる。

標準治療

鎮痛剤

- 一日のうち痛みを感じるのが1~数回でも、クスリは四六時中のむことになり、副作用の害が大きくなる。それゆえ痛みが軽ければ、「我慢」という対処法が適している。
- 夜眠れないような痛みが日中にも頻回に起きるケースが、鎮痛剤のよい対象。
- 鎮痛剤の強さには三段階あり、①非麻薬系の鎮痛剤アセトアミノフェンから始めて、それが効かない場合、②弱オピオイド、それでも効かなければ、③強オピオイドに変える。
- オピオイドとは、モルヒネの仲間といった意味で、弱オピオイドには「トラマール」や「トラムセット」、強オピオイドには「モルヒネ」、「オキシコンチン」、「フェンタニル」などがある。

放射線治療

- 「放射線治療」はがん細胞を減らし、あるいは消滅させるので、鎮痛剤がいらなくなることもある。
- 非常に強力なので、照射範囲が広すぎると、患者さんが死んでしまう。

・死亡リスクを避けるため、特に痛いところや、骨痛のある場所が少ないときに施行。

手術

・大腿骨が転移のため骨折した場合、金属の支柱を入れる手術が有効なことがある。
・背骨への転移で脊髄が圧迫され、手足のマヒが生じると予測されるときに、がん病巣を掻きだして、背骨に金属製の支柱をたてる手術が妥当なことがある。
・マヒが生じて24時間以内なら、手術で良くなる可能性があると言われている。

骨の強化薬

・骨転移がみつかると、「ゾメタ」などの「ビスフォスフォネート製剤」や、分子標的薬「ランマーク」などが〝骨量を増やし骨折を防ぐというふれこみで〟、月に一度程度、定期的に注射される。
・高カルシウム血症が生じた場合も同様の処置を行う。

抗がん剤治療

・臓器転移の常として、抗がん剤治療が勧められる。

Dr.近藤解説

「骨転移」は痛みの緩和が重要

骨転移は、命取りになりにくい臓器転移です。というのも転移がすべての骨に生じて、白血球などの製造工場である骨髄すべてがダメになることはマレだからです。

しかし転移があっても長生きが見こめるということは、半面、痛みなどの症状で苦しむ期間も長くなりがちです。そのため骨転移では、「緩和ケア」がとりわけ重要になります。

骨痛に対する鎮痛剤の使い方は、医師によってかなり異なり、危険な処方もまま見られます。たとえば第一段階の鎮痛剤として「アセトアミノフェン」ではなく、「ロキソニン」を処方する医師。日本でしか使われていない「ロキソニン」は、副作用が強くて超危険。これが最初に処方されたら、その医師は緩和ケアの素人だな、と思ってください。ただし第一選択薬の「アセトアミノフェン」が効かない場合に、第二段階のものを使うのではなく、「ロキソニン」を追加処方してみる、ということは許されるでしょう。

注意すべきは、強オピオイドの段階でよく処方される「フェンタニル」の貼り薬（「デュロテップパッチ」や「フェントステープ」など)。これらは効果が数日つづくので便利なのですが、「効果が生じる血中濃度」と「毒性がでる血中濃度」の差が小さくて、呼吸がとまりやすい。しかし、貼り薬は「フェンタニル」しかないのが現状です。

米国では健康人の不正使用で年間数万人が亡くなっていて大問題になっています。日本でも、がんの患者さんたちが多数、フェンタニルの過量投与で死亡しているはずです(詳しくは『このクスリがボケを生む!』学陽書房)。

なお鎮痛剤の副作用は、「薬剤名×添付文書」で検索してください。麻薬処方が必要なクスリでも、鎮痛目的で使用するかぎり「依存症」や「中毒」は生じません。

「放射線治療」は痛みが取れた段階で止める

「放射線治療」は、痛みが鎮痛剤で治まらずに堪えがたいケースや、鎮痛剤の副作用で苦しむ場合に、ぜひ検討されるとよいでしょう。6～8割の方に効果があり、痛みが完全に取れることも少なくない。

放射線の線量や回数は、1回3グレイという線量で10回（計30グレイ）というのが標準的です。ただこの定型的な方式は、放射線が効きやすい人たちにとっては線量が多すぎます。放射線の効き方は個人差が大きく、人によっては痛みが数回で軽減することもあるからです。

そこで慶應大学病院時代の僕は、転移があっても長生きが見こめるケースでは、1回2グレイという線量で照射をはじめ、痛みが取れた段階で中止していました。こうすると5回（計10グレイ）程度で照射をやめられる場合も少なくなかった。また線量を押さえておくと、同じ場所が再び痛んだ場合にも、再度の照射が可能です。

マヒが生じて24時間以内の「手術」は有効

背骨への転移で脊髄が圧迫され、手足のマヒ症状がで始めたけれど、完全マヒにいたっていないときには、なるべく早くに手術でがんと骨の一部を取り除き、骨を強化する金属製の支柱を入れると、マヒにならずにすみます。がんで手術が役に立つ場合の典型です。

ただ難しい手術であるし、患者さんにも大きな負担がかかるため、他部位の転移状況からみて半年以上は生きられそうでないと、施行してもらえないでしょう。

いきなり完全マヒが生じたケースでも、発症から24時間以内に緊急手術が実施されれば、マヒから回復する可能性があります。

「骨の強化薬」は骨の強度を落とす

骨の強化薬はどうか。

骨は常時、古くなった骨組織を「破骨細胞」が壊し、造骨細胞である「骨芽細胞」が新しい骨組織をつくり、骨全体をつねにフレッシュな状態にして「強度」を維持する作業が休みなく行われています。

ゾメタやランマークなど、骨を強化するという触れこみの薬は、新しい良い骨をつくりだすのではなく、実は「破骨細胞」の活動を抑えるのです。そのため、骨の中には「古い骨組織」がたまっていきます。

骨のミネラル分（カルシウム）が増え、骨が強くなったように見えるのですが、実際には古い組織が増えただけなので、骨の強度は落ちます。

結果、「あごの骨の壊死や骨折」、あるいは「大腿骨の正常に見える部位がボッキリ折れる」など、通常の骨転移では生じない副作用が見られます。なんのことはない、骨は実際には弱くなってしまうのです。「骨強化薬」なるものは受けないのが賢明です（承認のための比較試験のインチキは『抗がん剤だけはおやめなさい』文春文庫）。

ただし高カルシウム血症の場合には、ゾメタの注射はカルシウムを下げる効果があります。正常な骨でも骨折させる力があるのですから、不思議なことではありません。

骨転移には、「溶骨性」と「造骨性」の2種類ある

前ページで、骨の正常細胞には「破骨細胞」と「骨芽細胞」の2種があると述べました。

骨に転移したがん細胞の影響で、「破骨細胞」が働くと骨が溶けて「溶骨性の骨転移」に

なり、「骨芽細胞」が働くと「造骨性の骨転移」になります。なぜ違いが生じるのか、理由は不明です。

いろいろながん種の骨転移で通常みられるのは、「溶骨性の骨転移」のほうで、「造骨性の骨転移」はマレです。ただ前立腺がんと乳がんでは、「造骨性」のものがよく見られます。ひとりの患者さんの骨転移に、造骨性の部分と溶骨性の部分とが混在していることもあります。

骨転移の「症状」とされている「疼痛」や「骨折」は、「溶骨性」のケースでよく見られ、ここまで述べてきたことが妥当します。

「造骨性の骨転移」では、痛みはないか弱いことが多いのですが、例外的に、鎮痛剤が必要になることもあります。骨量がふえているため、骨折することはごくマレです。ただ、骨がつくられた分だけ「骨髄」が減少するので、白血球減少症や貧血に注意する必要があります。

なお骨転移の場合にも、抗がん剤が勧められることが多いでしょう。しかし骨転移は、放っておいても長生きするので、抗がん剤治療も長期にわたることになり、毒性が蓄積して確実に命を縮めます。

胸膜転移《きょうまくてんい》

がん細胞が、肺を覆う胸膜へ転移した状態。がん細胞を含む胸水（悪性胸水）がたまることが多くみられます。

症状

【息苦しさ】
- 胸水が溜まった分だけ、肺が押しつぶされて「呼吸につかえる体積」が減る。
- 胸水の量に応じて、①階段や坂を上るときに息切れがする、②平地を歩いても苦しい、③じっとしていても息苦しい、となります。

【胸痛】

【咳】

標準治療

● 胸腔穿刺《きょうくうせんし》

- 外から胸腔に針をさして、胸水を抜く。
- 抜いた分だけ呼吸がラクになる。
- 同時に「細胞診」が実施され、胸水の原因を探る。

審査胸腔鏡による転移病巣の確認

- 胸にあけた穴から「胸腔鏡」を入れて、転移組織を採取し（生検）、がんの種類を調べる。

胸膜癒着術《きょうまくゆちゃくじゅつ》

- 外から胸腔に「管」（チューブ）を入れ、胸水をできるかぎり抜き、肋骨のがわの胸膜と、肺をおおう胸膜が互いに接するようにする処置を数日続ける。
- 肋骨と肺の胸膜が接している間に、胸腔に「タルク」（ベビーパウダーの成分）を入れ、タルクの刺激で2枚の胸膜が癒着する（くっつく）ようにする。
- うまく行けば、胸水がたまるスペースがなくなるため、二度と胸水がたまらなくなる。

抗がん剤などの薬物治療

- 抗がん剤や分子標的薬などによる薬物療法が実施されることもある。

Dr.近藤解説

水がたまる場所は、袋状の「胸腔《きょうくう》」

肺は、12本の「肋骨」からなる鳥かごのような「胸郭《きょうかく》」の中に納まっています。「胸郭」の内側と「肺」は、それぞれ表面を「胸膜」という組織に覆われています。「胸郭の胸膜」と「肺の胸膜」、この2つの胸膜の間にあるすき間を、「胸腔《きょうくう》」と言います。

「胸腔」は出入り口が無い袋状のため（2つの胸膜はつながっていて切れ目がない）、中に水や空気が入っても、漏れだすことがありません。この胸腔にたまるのが「胸水」です。

「がんで肺に水がたまった」とか、「胸に水がたまる」といっても、肺の中に水がたまるのではないわけです。

「胸膜転移」は「局所転移」

がんで胸水がたまる理由は、胸膜にがん細胞が転移して、転移病巣からリンパ液のような液体が漏れでてくるからです。胸水が一度たまると、自然には吸収されません。

胸膜にがん病巣があると、臓器転移と同じ扱いで、進行度は（最終病期である）4期とされます。しかし、がん細胞が血流にのって全身をめぐった結果の「臓器転移」と、「胸膜転移」を同列に考えるのは間違いです。

もし臓器転移のような「血行性の転移」であれば（転移がん細胞が全身をめぐるので）、左右の肺に同時に生じるはずですが、胸膜転移が生じることが多い肺がんでは、がん初発病巣と同じ側に胸水が見られることがもっぱらです。

乳がんでも胸水が生じる場合、同じ側の胸腔にたまります。これらは、胸膜転移が「局所転移」であることの証拠です。

「胸膜転移」は放っておいても死ぬことがない

肺がんの場合、術前1〜2期の診断で、切除しようと胸を開けたら「胸膜転移」があって、

4期に格上げされ、「手術不能」と判断され、手術を中止することがしばしばです。

この場合、放っておいても、患者さんはラクに生き続けることができます。

しかし、放っておいても死ぬことがないのが特徴の「胸膜転移」でも、もし薬物療法を施行した場合は、長生きは薬物のおかげのように感じられるものです。4期の肺がんでも5年、10年と生きているという薬物療法の（マレな）成功談には、このタイプが多いようです。

でも、抗がん剤などの薬物療法は副作用が強く、それで亡くなる人もいるので、やめておいたほうがいい。

呼吸困難対策は「胸膜《きょうまく》癒《ゆ》着術《ちゃくじゅつ》」を

「胸膜転移」や「胸水」は、放っておいても（原則として）それで亡くなることはありません。

たとえば胸水がいっぱいたまって、片方の肺が呼吸に使えなくなっても、他方の肺だけで生きていけるからです。ただし片肺状態では、やはり息苦しい。

また例外的に、胸水がたまる勢いが強く、（その影響で）心臓が押されて命の危険を感じることもあります。

そこで呼吸困難が生じた場合には、「胸膜癒着術」を施行してもらうとよいでしょう。大きな病院の呼吸器内科が実施します。ただ、針が肺を刺す危険性があるので、胸水が少量だと実施してもらえないはずです。

そして「胸膜癒着術」は、胸水を持続的に抜くために数日間ベッド上安静を強いられるので、体力がない人は、安静がきっかけになって足腰が弱って車イス生活になることがあるので、要注意です。

また呼吸器内科でも、抗がん剤などを抱き合わせで勧められるでしょう。が、薬物療法は副作用があり、平均的には命を縮めるので、受けないほうがいい。

なお「標準治療」の項で述べた「審査胸腔鏡」（P.413）について。①細い針を胸腔に刺して胸水をとる「細胞診」でも、転移ということは分かります。他方で、胸腔鏡の際に胸に開ける穴は結構大きいため、②事後に穴がうまく塞がらず、そこから胸水がダラダラもれてQOLが悪化することが多い。胸腔鏡は勧められても、断る勇気をもちましょう。

腹《ふく》膜《まく》転《てん》移《い》

がん細胞が、腹部臓器を覆う腹膜へ転移している状態をいいます。がん細胞を含む腹水（悪性腹水）がたまることが多くみられます。

症状

・腹膜転移があるだけだと無症状。
・腹膜転移の病巣から水が漏れだし、「腹水」がたまると、自覚症状がでる。

【腹部の張り】

・腹水が5ℓ、10ℓとたまると、カエルがお腹をふくらませたように、張り出してくる（カエル腹）。

【食欲の低下】

・腹水がたまって、お腹がパンパンに張れると、お腹が苦しくなるので食べられない。
・食欲も低下し、ますます食べられなくなり、筋肉など正常組織の量が減って、痩せていく。

標準治療

腹水穿刺《ふくすいせんし》

・お腹に針を刺して、腹水を抜く。

抗がん剤治療

・経口、もしくは点滴での抗がん剤治療のほか、腹腔に直接、抗がん剤を注入することもある。

Dr.近藤解説

水がたまる場所は、袋状の「腹腔《ふくくう》」

「腹膜」は、胃・小腸・大腸・肝臓・膀胱・子宮などの腹部の臓器を覆う薄い膜で、腹膜で囲まれた閉鎖空間を「腹腔」と言います。腹膜に転移があると「腹水」が生じたり、手術のあとに「腸閉そく」で苦しんだりします。

「胸腔」（P.414）と同じく、（腹膜は全部がひとつながりなので）腹腔は袋状になっており、中に生じた「水」は外にでていくことができません。

腹膜にがんが転移した「腹膜転移」も、胸膜転移と同じく「局所転移」の一種です。転移の数が多いと「腹膜播種《はしゅ》」と呼ぶ傾向があります。

ただ、手術が実施されない「胸膜転移」と異なり、「腹膜転移」が潜んでいる可能性が高い場合はもちろん、転移の存在が確認されても臓器の切除手術が行われることが多く、後遺症がひどいことになります（後述する「腸閉そく」）。

「腹水」は、たとえ苦しくとも、それだけでは死にません。腹水を放置した場合の死因は、お腹が張って苦しくなり食事がとれなくなった結果の「栄養失調」です。体重は、正常組織と腹水の重量をあわせたものなので、「体重」は増えることがありますが、顔や手足は、げっそりやせ細っていくのです。

この場合、腹水をいっぱい抜けば、お腹がラクになって食事がとれるけれども、数日のうちには、また腹水がたまってしまって、元の黙阿弥《もくあみ》です。

腹水の中にはたくさんのタンパク質が含まれているので、腹水を抜けば抜くほど、からだからタンパク質が失われていき、さらにやせ細っていきます。

「腹水」への3つの対処法

患者さんが腹水に対処する方法は3つに分かれます。

【対処法1】

- やせ細るのも構わず、どんどん腹水を抜く。
- 腹腔にチューブを留置して、腹水を持続的に抜いて、急激に栄養失調になるよう仕向け、安楽死をはかるケースもあります。

【対処法2】

- 長生きをはかるために抜いた腹水を「濾過器」にかけて、なかのタンパク質を分離し、それを血中に戻す「腹水濾過・濃縮・再静注法」です（「KM-CART《カート》」で検索すると、施行している病院がみつかる）。
- ただこの方法も、患者さんにとっては負担が大きいようです。また、大量に腹水を抜いても、なかに含まれるタンパク質のすべてを分離・回収できないため、結果的には、やっぱり痩せていきます。

【対処法3】

- 腹水を抜いて、おなかがラクになった時期にたくさん食べて栄養を補給し、正常組織がやせ細るのを防ぐ方法です。
- これもなかなか大変なのですが、何年も生きられたケースは前述しました（P.337）。
- 実施してくれる緩和ケア医が見つかるかどうかが問題になります。

手術をしなければ「腸閉そく」発症はマレ

腹膜に転移があると、「腸閉そく」が生じると思っておられる読者も多いようです。しかしこれは誤解です。腹膜転移があっても、放置したケースでは、腸閉そくが生じることはごくマレなのです。

これに対し、腹膜転移の存在が明らかであるか、潜んでいる場合に手術すると、メスで傷ついた腹膜部分にがん細胞が入りこんで急激に増殖します。手術では、腹膜に無数の傷がつくので、それらの場所で増殖したがん細胞は、いわゆる「腹膜播種《はしゅ》」の状態になります。

そして小腸や大腸の周辺で増殖したがん病巣が小腸や大腸を（外側から）はさみつけ、「腸閉そく」が起きるのです。

腸閉そくになると、お腹がはって、げーげー吐いて、それは苦しいものです。鼻からチューブを入れて、胃や腸のなかにある食物や消化液を吸い出そうとしますが、改善しないと、開腹して狭窄部を切除することもあります。しかし再手術で腹膜を傷つけるので、再びがんが増殖して腸閉そくになるという「悪循環」を繰り返します。

これに対し手術をしなければ、たとえ転移病巣が大きくなっても、がんが腸を狭めるような事態は生じないのです。それゆえ胃がん、大腸がん、膵がん、膀胱がん、子宮がん、卵巣がんなど、腹膜に転移している可能性が高いがん種は、こうした苦しみが生じて死んでいく展開をさけるためにも、なるべく手術をうけないことが望ましい。

なお大腸がんで自然に生じる腸閉そくは、がん初発病巣が大腸の内腔をふさいで生じるものなので、腹膜転移による腸閉そくとは別物です。

「乳《にゅう》がん転《てん》移《い》」のホルモン療《りょう》法《ほう》

乳がんの再発・転移で、遠隔転移が疑われる場合、目にみえないがん細胞をたたくために薬物療法（化学療法、ホルモン療法、抗HER2療法 P.303）を行うことがとても多い。

症状

- 肺、肝臓、骨、脳への転移が多い。
- 「乳がん」に特有の転移症状はない（各転移の項を参照されたい。P.384以下）。

標準治療

卵巣機能を抑制するホルモン療法の種類

- 閉経前は、卵巣から女性ホルモン（エストロゲン）が分泌されているので、以下の方法が、転移性乳がんに対するホルモン療法になります。

[卵巣摘出術]

- 昔、ホルモン療法に使えるクスリがなかった時代には、卵巣摘出術がおこなわれていました。
- 副作用として更年期障害が生じることがあり、ボケを発症する可能性も高くなります。

[卵巣への放射線照射]

- 卵巣は放射線への感受性が高い臓器なので、比較的少量の放射線を照射することで卵巣機能をなくし、女性ホルモンが一生分泌されないようにする。
- 副作用は、更年期障害とボケ発症の可能性です。

[クスリによる卵巣機能の抑制]

- 卵巣からの女性ホルモンの分泌は、脳からでる別のホルモンによって調節されている。
- これを以下の薬剤によって減らし、ひいて女性ホルモンの分泌を抑制します。

○**リュープロレリン**（商品名：リュープリン）

○**ゴセレリン**（商品名：ゾラデックス）

• 定期的に（4〜24週に一度）「皮下注射」をくりかえす。

• 副作用は、更年期障害とボケ発症の可能性のほか、クスリ特有の副作用として、①発熱、咳、呼吸困難、間質性肺炎、②アナフィラキシー、③肝機能障害、黄疸、④糖尿病の発症や増悪、⑤心筋梗塞、脳梗塞などがある。

[抗エストロゲン薬]

• がん細胞のエストロゲン受容体に先回りして結合し、エストロゲンが受容体に結合するのを妨げる、内服薬。

○**タモキシフェン**（先発品：ノルバデックス）

• 閉経前でも、閉経後でも使える。

• 副作用は、①白血球減少、貧血、血小板減少、②視力異常、視覚障害、③血栓塞栓症（脳梗塞など）、④劇症肝炎、肝不全、⑤子宮内膜がん、子宮内膜増殖症、⑥間質性肺炎、など。

○**トレミフェン**（先発品：フェアストン）
•閉経後に用いられる。

•副作用は、①血栓塞栓症（脳梗塞など）、②肝機能障害、など。


【アロマターゼ阻害薬】

•閉経後にも、エストロゲンは卵巣以外でつくられている。その合成を助ける酵素「アロマターゼ」を抑制すると、エストロゲン分泌が減り、乳がんの縮小効果が見こめる。

•三種あり、いずれも内服薬。
○**アナストロゾール**（商品名：アリミデックス）
○**レトロゾール**（商品名：フェマーラ）
○**エキセメスタン**（商品名：アロマシン）
•副作用は、①アナフィラキシー、②肝機能障害、③間質性肺炎、④血栓塞栓症（たとえば脳梗塞）、⑤関節痛、骨粗しょう症、など。

［黄体ホルモン］

・エストロゲンの作用を抑え、がんの縮小が期待できる。

・閉経前、閉経後に使える内服薬。

○**メドロキシプロゲステロン**（先発品：ヒスロン）

・副作用は、①血栓塞栓症、②うっ血性心不全、③アナフィラキシー、④肥満、など。

［新規の薬剤］

○**フルベストラント**（商品名：フェソロデックス）

抗エストロゲン薬の一種。4週間に1度の筋肉注射。

・閉経後のみ。閉経前の単独使用は許されていない（次項の「CDK4/6阻害剤」（＋卵巣機能抑制薬）との併用だけが認められている）。

・副作用は、①肝機能障害、②血栓塞栓症、など。

・CDK4/6阻害剤　がん細胞が分裂をつづける理由のひとつに「CDK4/6」という物質がある。この働きを抑えると、がん細胞の分裂がとまる、というのが能書き。

○**イブランス**（一般名：パルボシクリブ）
○**ベージニオ**（一般名：アベマシクリブ）
どちらも内服薬で、非常に高価。
●閉経前、閉経後への使用がみとめられている（前述したフェソロデックスを閉経前に使用しようとすると、本剤との併用が義務づけられる）。
●副作用は、①骨髄抑制（白血球減少、貧血、血小板減少）、②間質性肺疾患、③肝機能障害、④重度の下痢、など。

Dr.近藤解説

「ホルモン受容体」が陽性の場合、ホルモン療法有効の可能性

乳がんの術後に実施される「補助療法」としてのホルモン療法は、①延命効果が示されておらず、②「劇薬」指定をうけるほど「毒性」（副作用）が強いので、有害無益です（P.314）。

これに対し、臓器へ転移していることが明らかなケースでは（以下「転移性乳がん」）、延命効果が得られる可能性があります。ただし、乳がん細胞にエストロゲンと結合する「ホルモン受容体」（ホルモンリセプター）が存在する場合です（以下「陽性」）。

ホルモン受容体が「陽性」なのは、乳がん全体の6割程度です。それら陽性ケースにホルモン療法をすると、6割程度でがんの直径が7割以下になる「有効」という効果が得られます。なお「有効」は（がんが縮んだというだけで）イコール「延命」とはなりません（後述）。

組織検査をせずに受容体の有無がわからないまま、ホルモン療法を実行することも可能。これだと、3～4割が「有効」になります。担当医は組織検査をしたがるでしょうが、乳がんの臓器転移だということは、組織検査をしなくてもわかるので、大いに推奨されていい方法です。

がんは増大することにより人の命を奪うので、がんが縮小していた期間の長さだけ「延命効果」が得られるはずです（「①がんが縮小している期間」＋「②再び増大を始めて元の大きさに戻るまでの期間」の合計期間）。

ただし副作用があれば、「縮命効果」もこうむるので、プラスマイナスで延命効果が得られるかどうかはケースバイケースです。

「ホルモン療法」有効期間

ホルモン療法（P.426以下）はどれも、いつか効果がなくなります。「有効期間」は（6か月とか2年とか）人によって異なりますが、いずれは効かなくなってきます。

がん病巣の中には、ホルモン療法に感受性がある細胞と、抵抗性の細胞がまじっており、治療をはじめた当初は感受性細胞が死滅するので、がん病巣は縮小します。しかし生き残った抵抗性の細胞が増殖して元の大きさに戻る、というのがひとつの説明です。

他方でホルモン療法は、早い時期にはじめても、遅くにはじめても、有効期間は同じだと考えられています。であればなるべく遅くにはじめて、副作用をこうむる時期を先送りにするのが適切でしょう。

クスリの併用は避ける

ホルモン療法において、医師はしばしば複数のクスリを併用しようとします。たとえば閉経前の患者に「卵巣機能の抑制薬」（リュープリンなど）と、「抗エストロゲン薬」（タモキシフェンなど）という具合です。

しかしこれは避けたほうがいい。併用する薬剤のどちらかが無効で、どちらかが有効だった（つまり、がんが縮小した）場合に、片方が無効である事実に気づかず、ずっと使われ続ける結果になるからです。

他方、どちらのクスリも有効である場合には、①同時に併用した場合と、②片方を先行使用し、（それが無効になってから）他方を使用した場合とで、延命効果（があるのであれば）を得られる期間は同じだと考えられます。このようにすれば、無効なクスリを使わずにすみ、副作用を少しでも減らせます。

なお飲み薬のホルモン剤にする場合は、一番歴史が古く、副作用や効果についてよく分かっている「タモキシフェン」を選ぶのが妥当でしょう。

「抗がん剤治療」は断固断る

ホルモン療法をしても「無効」であったり、「有効」でもがんが再び大きくなりだすと、医師はホルモン療法の種類を変更しようとします。しかし変更しても、ホルモン療法に抵抗性のがん細胞が増えているので、たいてい無効です。そしていつかは、「もう使えるホルモン剤がない」、「抗がん剤治療に切り替えましょう」と言われてしまいます。しかし抗がん剤治療に突入したら、半数は1～2年で亡くなってしまう（P.84図5）。

だから医師に「抗がん剤治療！」と言われても、断る勇気が必要です。またホルモン療法が効かなくなったようにみえても、安易に変更しないで、様子を見るのが得策です。というのも、効果が失われたように見えても、がんの増大スピードを遅くしている可能性があるからです。

転移性乳がんの場合、閉経前の女性では、女性ホルモン（エストロゲン）の分泌を止めるのが、もっとも効果が高いはずです。抗エストロゲン薬（タモキシフェンなど）では、卵巣からのエストロゲン分泌をそのままにしているので、どこか無理があります。

卵巣機能を止める方法は、「卵巣摘出」、「放射線照射」、「クスリの定期注射」の3法があり、どれも「有効になる率」は同じだと考えられます。が、副作用ないし欠点が異なります。

内視鏡による「卵巣摘出術」

まず卵巣摘出術ですが、これは簡明な方法です。かつては開腹を要する点がきらわれ、クスリの開発・普及とともに廃れましたが、近時はお腹を開けずに（小さな穴から器具をさしこんで）実施する「内視鏡下の手術」が可能になったので、見直されてよい方法です。

毒性の強いクスリより「放射線治療」

卵巣への放射線照射は、手術もクスリもいらず、確実に卵巣機能を止めることができるので、欧州では今も使われています。僕も慶應大学病院時代には、多くのケースに実施してきました。

放射線には、将来の発がんリスクがありますが、放射線による発がんは通常、10年以上たってからなので、照射対象は、臓器転移がある場合、10年生きられたら成功と言われる転移性乳がんのケースです。

放射性の発がん問題視するならば、「子宮体がん」発生リスクの上昇が確実な「タモキシフェン」を転移性乳がんにではなく、術後の補助療法につかうことも問題視すべきです。臓器転移がある患者さんにとっては、毒性の強いクスリによる副作用のほうがずっと問題です。

卵巣への「放射線照射」解説

卵巣への放射線照射は、やったことがない放射線治療医が多いでしょうから、方法を簡単に解説しておきます。

①最初、血中の女性ホルモン量をはかって、閉経前であることを確認する。

②エコー検査かCTで確認した両方の卵巣部位に、1回2グレイという線量を毎日、計3回（計6グレイ）照射する。
③1～2か月後に女性ホルモン量をはかって、卵巣機能が落ちたかどうかを確認する。
④落ちる気配がなければ、もう2回ほど照射を追加する（計10グレイ）。
⑤その1～2か月後に女性ホルモン量が落ちていなければ、あと2回ほど追加する（計14グレイ）。これでほぼ全員が卵巣機能が抑制できるはずです。若いほど卵巣機能が強いので、照射回数が増える傾向にあります。

「卵巣機能の抑制」を試してみる

手術にしろ放射線照射にしろ、卵巣機能を完全に止めてしまうと、閉経症状がでて大変苦しむ人が生じます。「乳がん」には「ホルモン補充療法」をするわけにもいかず、進退きわまります。そこで先に、クスリの注射による「卵巣機能の抑制」を試してみて、閉経症状がひどくないことを確認して、手術や放射線照射をするとよいでしょう。

乳がんは患者数が多いので、肺がんや前立腺がんなどと同じく、高価な新薬を開発して患者たちに売りつけたいという医薬業界のターゲットになりやすい。実際にも乳がんでは、いろいろ新規の薬剤が登場しています。

なかでも最近のトレンドは、「フェソロデックス」という抗女性ホルモン剤（筋肉注射）と、「CDK4/6阻害薬」（イブランスやベージニオ）とを併用する方法です。閉経前だと、卵巣機能を抑制する定期注射（リュープリンやゾラデックス）も加わります。

しかし、併用によって治療効果があがったという「比較試験」は、①製薬会社が実施して、②製薬会社と金銭的なつながりが深い医師たちが担当し、③報告論文では死んでいるはずの被験者を多数「生きている」と扱っているので、信用できません（N Engl J Med 2015;373:209）。

日本で「手術」や「放射線治療」による卵巣機能の抑制法が広まらない真の原因は、（クスリの定期注射と違い）通院する必要がなくなると、病院がわに（通院時の）検査代や注射薬の「薬価差益」などが入らなくなるためだ、と見ています。

「前立腺《ぜんりつせん》がん転移」のホルモン療法

ホルモン療法をすると、前立腺がんが(少なくとも一時的には)縮小します。前立腺がんの臓器転移は、骨に生じることがほとんどなので、骨転移を中心に解説します。

症状

- 骨転移は、痛みがあって発見される場合と、健診発見がんの治療後の定期検査で無症状なのに発見されるケースがごくマレにある。
- 痛みは、腰椎《ようつい》や腰骨《こしぼね》(骨盤骨)に生じることが多い。
- マレだけれども、からだの骨のほとんどに転移細胞が広がって「骨髄」が減少し、白血球減少や貧血などを引き起こすことがある。

標準治療

■ホルモン療法の種類と特徴

【除睾術（睾丸摘出）】

- 男性ホルモンの製造工場である睾丸（精巣）を両方とも切除する。これを始めた医師にはノーベル賞が与えられた。
- 副作用として、男性ホルモンの低下による「筋力低下」、「ボケ」（いわゆる認知症）の発症頻度も高くなる。

【男性ホルモンの分泌抑制薬】

- 睾丸での男性ホルモン製造と分泌は、脳からでる別のホルモンによって調節されている。
- 以下の薬剤により、脳からでるホルモンを減らせば、男性ホルモンの製造・分泌が抑制される。

○**リュープロレリン**（商品名：リュープリン）
○**ゴセレリン**（商品名：ゾラデックス）
○**デガレリクス**（商品名：ゴナックス）

・いずれも「皮下注射」。製剤にもよるが、効果が4週、12週、24週持続するタイプがあり、期限ごとに注射をくりかえす。
・副作用は、男性ホルモン減少にともなう筋力低下、ボケ。クスリ特有の副作用として、①発熱、咳、呼吸困難、間質性肺炎、②アナフィラキシー、③肝機能障害、黄疸、④糖尿病の発症や増悪、⑤心筋梗塞、脳梗塞などがある。

[抗アンドロゲン（男性ホルモン）薬]

・睾丸を除去したり、クスリで男性ホルモン分泌を抑えても、副腎から少量の男性ホルモン（アンドロゲン）が分泌されている。
・それが前立腺がん細胞に働きかけるのをブロックするというのが能書き。
○**ビカルタミド**（商品名：カソデックス）が代表的。
・副作用は、①劇症肝炎、肝機能障害、黄疸、②白血球減少、血小板減少、③間質性肺炎、④心不全、心筋梗塞、など。

【新規の抗アンドロゲン薬】

●前述の方法が効かなくなった場合に使用される。

近年以下が承認された。どちらも非常に高価（薬価はそれぞれ年340万円と、年550万円）。

○エンザルタミド（商品名：イクスタンジ）

○アビラテロン（商品名：ザイティガ）

●副作用は、①心障害、②劇症肝炎、肝不全、肝機能障害、③低カリウム血症（ケイレンや不整脈）、④血小板減少（出血傾向）、⑤横紋筋融解症（筋肉細胞がとけ、筋力低下や筋肉痛）など。

●副作用が強いため、ザイティガは副腎皮質ホルモン（ステロイド）の併用が義務づけられている。

【アイソトープ治療】

ホルモン療法が効かなくなった（前立腺がんの）骨転移には、自ら放射線をだす「ラジオアイソトープ」をもちいた「ゾーフィゴ」注射が使われることがあります。

Dr.近藤解説

固形がんに対する「薬物療法」のなかでは特殊

前立腺がんに対する「ホルモン療法」は固形がんに対する薬物療法のなかでは特殊です。転移しているケースに「延命効果」がありそうだからです。少なくとも転移による自覚症状は、はっきりと軽減します。

「PSA発見がん」は放置が長生きの秘訣

健診でのPSA高値をきっかけに前立腺がんが見つかると、通常は手術や放射線治療を行います。しかし、①患者がそれらを拒むケースや、②医師が手術や放射線は年齢や体力から無理だと判断した場合には、男性ホルモン分泌の抑制薬（リュープリンなど）が提案されます。

日本全体では、PSA発見がんの3割程度がホルモン療法をうけているようです。

しかしPSA発見がんは、治療不要です（P.366）。他方で、使われるクスリは「劇薬」に指定されているほど毒性が強いので、寿命を縮める効果しかありません。

「PSA再発」を骨転移と誤診される

手術や放射線治療をうけると、PSA値はゼロ近くまで落ちます。ところが経過をみていると、PSA値が上がってくることがある。これを「PSA再発」と呼び、ホルモン療法が開始されるのが通例です。しかし結論から言うと、ほとんどのケースでは、ムダで危険です。

ムダというのは、PSA発見がんは放置した場合にPSAが上昇してくることがほとんどだからです。それでも治療不要ということは、治療後にみられるPSA上昇も再治療不要であるわけです。

そもそも「PSA再発」といって、なぜ「がん再発」と言わないのか。PSA値が上がっても、がんが増殖しているという証拠がないからです。

ＰＳＡはもともと正常な前立腺細胞がつくるものなので、ＰＳＡ値が再上昇してきた場合、正常細胞でのＰＳＡ生産能力が回復しただけの可能性があるのです（前立腺全摘術でも、正常細胞を取り残した可能性がある）。

老化現象が「骨転移」と誤診される

危険というのは、前述したクスリの副作用に加え、転移だと「誤診」される可能性が高いからです。前立腺がんは高齢者に多いので、自然現象（老化現象）として骨の変化がいろいろ生じます。ところが「ＰＳＡ再発」を機に骨の検査をすると、老化現象が「骨転移」と誤診されてしまうのです。

僕の外来には、骨転移があると（他病院で）診断された「ＰＳＡ発見がん」や、「ＰＳＡ再発」のケースが多数こられますが、ほぼすべてが老化現象を転移だと誤診したケースです（正診ケースは１割もない）。大学病院のように診断の専門家がそろっているはずの病院にも誤診はあり、老化現象なのに骨に放射線を照射されてしまったケースがありました。

来所された方がたの多くは、抗がん剤治療を始めるまえに相談にこられたので、ことなきを得ましたが、すっかり骨転移と思いこんで食事療法に走って激やせし、餓死寸前で相談に来られた方もいます。

いずれにしろ、抗がん剤治療に突入すると、毒性に苦しみ、副作用死するため、5年後には1割程度しか生き残れません。作家の渡辺淳一さんや、将棋の米長邦雄さんも、そのようにして早死にされました。残念です。

なお抗アンドロゲン（男性ホルモン）薬のビカルタミドを使用すると、PSA発見がんの死亡率が下がると報告じられましたが、論文を見ると、多数の患者さんが死んでいるはずなのに生きていると扱われており、ぜんぜん信用できません（N Engl J Med; 2017;376:417）。

「骨転移」の誤診を避ける対策

骨転移が確実で痛みがある場合は、「ホルモン療法」で痛みが消えるケースがほとんどです。

その場合、治療した甲斐があったといえるでしょう。延命効果もありそうです。

ただ前述のように、骨転移は誤診が多い。転移でないのに治療されてしまう無念を避けるには、骨痛の有無が肝腎です。①検査での異常部位と、骨痛の場所が一致し、②しかも骨痛が週単位で（右肩上がりに）強くなっているケースでは、真実の骨転移である可能性が高い。

逆に、ぜんぜん骨痛がなければ、誤診の可能性があるので、治療は受けずに様子を見るのが正解でしょう。

「ホルモン療法」はなるべく遅くに始める

ホルモン療法には、最初は有効でも、いつか効かなくなるという限界があります。「有効期間」は（6か月とか2年とか）ケースによって異なりますが、いつかは効かなくなってきます。

他方でホルモン療法は、早い時期にはじめても、遅くにはじめても、有効期間は同じだと考えられます。ホルモン療法によって減るがん細胞の「割合」は、開始時期によらず、一定だからです。つまり早い時期のホルモン療法でがん細胞が１００分の１になるのであれば、遅い時期にはじめても100分の1になる。そこから元のがん細胞数に戻るまでの期間を足したものが「延命期間」ですが、戻るまでの期間も一定なので、延命期間が同じになるからです。したがって、ホルモン療法は副作用を先送りにするためにも、なるべく遅くにはじめるのが有利です。

ただし、骨痛がなくても、「溶骨性の転移」のために近々「骨折」が生じるだろうと判断される場合や、骨髄機能が抑制されて貧血や白血球減少が目立っているケースでは、ホルモン療法を開始する必要があると思います。

リュープリンよりも有効な「除睾術」

骨転移と痛みがあってホルモン療法を始める場合、「除睾術」が妥当です。男性ホルモンの製造工場をなくすため、効果が高いのです。種々のクスリと異なり、①一度うけたら、つぎに不都合な症状がでるまで通院の必要がなく、②男性ホルモンが低下するだけで、クスリ特有の副作用が生じないのも利点です。

ところが日本では、「除睾術」はほぼ行われず、リュープリンなどの皮下注射が全盛です。しかし注射でホルモン分泌を抑えようとしても、睾丸というホルモン製造工場が残っているので、効果は不徹底となります。

なぜ効果の劣る方法を実施するのか。俗っぽい理由があります。つまり、①除睾術と違って定期的に高額な注射代が得られ、②患者さんの受診時には（不必要な）検査をしてその代金も入るので、泌尿器科医や病院にとって「うまみ」が大きいのです。

骨転移があってホルモン療法を始める場合には、「除睾術」にしてもらいましょう。担当医が嫌がる場合には、「どこか施行してくれる病院を紹介してください」と言いましょう。

寿命を縮める新規薬剤「イクスタンジ」、「ザイティガ」

実施しているホルモン療法が効かなくなると（たとえばＰＳＡ値が再び上昇してくると）、担当医は別のホルモン療法に乗り換えようとします。しかし、別のホルモン療法に乗り換えても、がん細胞が「ホルモン不応性」になっているので、原則的に延命効果は得られません。

それなのに泌尿器科医は、「イクスタンジ」や「ザイティガ」という新規のクスリに乗り換えさせようとします。前述したように薬価がきわめて高いため、「うまみ」が大きいのでしょう。しかしこれらは、抗がん剤に近い毒性があり、QOLが下がります。

肝腎の効果の点でも、薬事承認してもらうための「比較試験」は製薬会社が実施して、社員が結果を報じる論文の著者になっています。しかも内容をみると、死んでいるはずの患者を生きていると扱うインチキがあり、全然信用できません（N Engl J Med2014;371:424、同2013;368:138）。


この2種の新規薬剤に関しては、日本だけの問題もあります。欧米にくらべて「適応症」が広すぎるのです。信用できないクスリではありますが、臨床現場ではどんどん使われているので、被害を防ぐために解説しておきましょう。

これらのクスリの薬事承認用の比較試験は、「臓器転移がある前立腺がん患者」を被験者として実施されました。したがって、承認に際しては（こういう患者に使いなさいと指示する）「適応症」は、試験での「被験者特性」と同じになるはずだし、同じにならねばならない。ところが……です。

増収策に使われる「イクスタンジ」

「イクスタンジ」から検討しましょう。

米国のＦＤＡ（食品衛生局）が定めた適応症は、イクスタンジが「転移性の去勢抵抗性前立腺がん、かつ、以前に抗がん剤（ドセタキセル）を受けているケース」としており、試験の被験者特性と同じです（FDA June 2019）。

ところが日本で、厚労省が定めた「適応症」（役所用語では「効能・効果」）は、「転移性」という言葉が消えて、単に「去勢抵抗性前立腺癌」となっています。

「去勢抵抗性」と判定するには、前述したリュープリンなどの「男性ホルモンの分泌抑制薬」

を使用して、ふたたびＰＳＡが上昇してくればいいので、これだと臓器転移がない単なる「ＰＳＡ発見がん」にも処方することができてしまいます。実際、臨床現場では、どしどし処方されています。

僕の外来の相談例には、「リュープリン」を1回打っただけで担当医から「イクスタンジ」に乗り換えることを指示されたケースがありました。ホルモン療法を始めたばかりで、しかも「リュープリン」は最初かならずＰＳＡが下がるので「去勢抵抗性」とは言えないのに、です。

これは「イクスタンジ」に健康保険の適用があるかどうかの審査で、〝別のホルモン療法が先行していればＯＫ〟の条件をクリアするための悪質な「増収策」です。健康保険の審査は「ザルに水」状態で、具体的にどのように実施していたかは審査されません。臨床現場ではこの画策が多々おこなわれているはずです（理由：僕の外来にこられるのは日本のがん患者のごく一部です。それなのに1例でも見聞きするということは、確率論から考えて、氷山の一角であることを意味します）。

ハイリスクの口実で処方される「ザイティガ」

「ザイティガ」にも同じ問題があります。

米国のFDA(食品衛生局)が承認した適応症は、「転移性の去勢抵抗性前立腺がん」と、「転移性でハイリスク、かつ、去勢に感受性がある前立腺がん」との2つの場合です。いずれも「転移性」となっているのがポイントで、これによって「PSA発見がん」に使われることを防いでいます。

ところが厚労省が承認した「適応症」(効能・効果)は、「去勢抵抗性前立腺癌」と「内分泌療法未治療のハイリスクの予後因子を有する前立腺癌」となっており、「転移性」が抜けています。このため「PSA発見がん」でホルモン療法をうけた患者はもちろん、ホルモン未治療でも「ハイリスク」との口実がつけば、処方可能となっています。

イクスタンジもザイティガも「劇薬」に指定されていることから分かるように、副作用が非常に強い。しかも「臓器転移」が確認されたケースにおいても、延命効果はありません。放っておいても死ぬはずがない「PSA発見がん」に使ったら、寿命を縮めるだけです。

〈結論〉

・PSA発見がんは、(手術や放射線治療と同じく)ホルモン療法もうけないほうがいい。

・骨転移アリ、という診断は、大学病院などでも誤診が多いので要注意(特にPSA発見がん)。

・骨転移によるひどい痛みがあるケースや、骨折の危険が迫っているケースでは、ホルモン療法をうけるのが妥当。

・骨転移があるためホルモン療法を続ける必要があるケースでは、男性ホルモン抑制薬の定期的な注射よりも、睾丸の摘出術が妥当。

・骨転移にホルモン療法が効かなくなったら、医師に勧められる新規のホルモン療法や抗がん剤は早死にするので断る。

・痛みに対するホルモン療法が効かなくなってきたときは、鎮痛剤や放射線治療など緩和ケアに徹するのが、できるだけ長生きするコツ。

・PSA発見がんは(官民をあげた)医療費増収策の重要な柱になっている(それで欧米では推奨されないPSA健診が、日本では推進されている)。そのことを、折にふれて思いだすべし。

採血、CT、超音波、内視鏡検査…

定期的な検査

がん治療が一段落すると行う「定期検査」。病院が定期検査を勧める理由は経済目的。病院へは、からだに異常を感じたときに通えばよい。

こまめな「定期検査」をしても生存率は変わらない

がん治療が一段落すると、定期的な診察と検査を行うことになります。

診察の間隔や検査項目は病院や医師によってマチマチですが、3か月に一度、診察にくわえて採血、CT、超音波などが実施されるケースが多いようです。

胃がんや大腸がんだと内視鏡検査、乳がんであればマンモグラフィ（乳房エックス線撮影）、子宮がんなら内診しての「細胞診」も施行されます。

そして、病院に設備があれば、「骨のラジオアイソトープ検査」（骨シンチ）やPET検査も施行されます。

結論から言うと、これらの検査は無意味です。その根拠は「比較試験」です。

かつて乳がんや大腸がんで、術後の患者たちを、「①ほとんど定期検査をしないグループ」と、「②こまめに検査をするグループ」に分け、生存率を調べる「比較試験」が実施されました（それぞれ複数）。結果、どの比較試験も両群の「生存率」は同じでした。

「臓器転移」を早くみつけても手だてはない

臓器転移は増大傾向があるため、こまめに検査をすればするほど、転移が早めに数多く見つかります。しかし早めに見つかったとしても、固形がんは原則として、臓器転移を治す方法がありません。そのため検査をしてもしなくても、生存期間は変わりません。

1980年代にこれらの試験結果を知った僕は（慶應大学病院時代）治療が終わった患者さんに、「定期的な診察や検査は無意味だから、もう診察に来なくていいですよ」、「なにか異常を感じたら、いらっしゃい」と伝えるようにしました。

それでも診察を希望する方はいるわけで、その場合、6か月〜1年に一度みていましたが、原則として検査はなし。でも患者さんたちは、満足されているようでした。

「定期検査」を勧める理由は経済目的

医師たちも検査が無意味なことは認識しています。それなのに盛んに検査をする動機は、

100％経済目的です。

たとえば検査をしない場合、再診料は720円。これだけでは、どの病院も赤字が必至。僕が再診料だけで定年まで外来をつづけられたのは（自分で言うのもなんですが）、僕をとりまく特殊な状況と環境があったからです。ふつうは検査が少ない医師は、どの病院でも首になります。

といって医師たちに同情している場合ではありません。検査を受けつづけると、病院通いの手間と医療費がたいへんであるほか、心身にさまざまな不都合が生じます。代表的な検査である「腫瘍マーカー」と「CT検査」について解説しましょう。

月に一度の「腫瘍マーカー」

「腫瘍マーカー」とは、がんの再発や増大の指標となる物質で、血液中に遊離する成分です。

でも実際のところは、末期がんでも「腫瘍マーカー」の値が上がらないケースや、がんでもないのに値が上昇するケースが多数みられ、その信頼性はすこぶる低い。

しかし腫瘍マーカーは、採血するだけなのに、病院の実入りがいい。検査することによって健康保険で「悪性腫瘍特異物質治療管理料」が請求でき、ひと月に1人／3000円以上の収入になります。病院としては、どんどん採血したくなりますが、請求できるのは月に1回だけ。したがって定期検査で呼び出されるのは、ひと月一度が限度となります。

そして腫瘍マーカーが少しでも上昇すれば、それを口実に、CTやPET、MRI、あるいは内視鏡検査と、精密検査に持ちこむことができ、収入アップがはかれます。

そういう営利目的の結果、患者さんたちは検査結果を聞くたびに、「あっ、上がった」、「あっ、下がった」と、マーカー値の変動に一喜一憂。その心理的負担はたいへんなものです。

また、かりにマーカー値の上昇が、転移の増大を言い当てているケースでも、固形がんの臓器転移は抗がん剤では治せません。そのため、早めに抗がん剤が始まる分だけ、副作用でQOLを早めに悪化させ、毒性で苦しんで早死にする結果になります。

がんの転移は、無症状の場合はがんを忘れて通常の生活を続け、症状がでたら緩和ケアに徹することが、一番ラクに安全に長生きする方法です。

発がん誘発する「CT検査」

全身のCT撮影も、治療終了後の定期検査としてよく実施されます。しかしこれも有害無益です。早めに転移を見つければ、早めに抗がん剤治療が始められ、早死にする結果が待っているからです。

しかもCTの害は相当なものです。定期検査でも多くの場合、「造影剤」が使われますが、その副作用で腎臓機能が悪化し、「腎不全」になるケースもあります。

CTは放射線を用いるので、「放射線被ばく」による「発がん」促進効果もあります。

CTを1回撮るごとに、「発がん率」が16%上昇する

CT検査を受けた人たちを対象とした幾つかの追跡調査で、CT被ばくによる発がん性が証明されています。データを紹介しましょう。

図12は、CT検査時に22歳未満だった18万人を追跡した、英国での調査結果です。血液をつくる「骨髄」への線量が増えるにしたがい、「白血病」の発症リスクが右肩あがりで増えています。線量と発症リスクの間には、比例関係があります（Lancet 2012;380:499）。同じ研究では、脳への放射線線量と「脳腫瘍」の発症リスクにも比例関係がありました。

オーストラリアでも、同種の研究が実施されています。

20歳未満のときにCT検査を受けた68万人の子ども達を対象とした調査です。CTを受けていない子どもたちの発がん率を100％とすると、CTを1回撮るごとに、発がん率が16％ずつ上昇することがわかりました。被ばく線量は平均で4・5ミリシーベルトという、ごく低線量でした（BMJ 2013;346:f2360）。

子どもは発達途上にあるので、放射線に対する感受性が強く、成人にくらべ同一線量あたりの発がん率が高い、と考えられています（以下「発がん性」）。ただ子どもは、それまで生きてきた期間が短いので、大気汚染や農薬など発がん物質の影響で正常細胞にたまった「変異遺伝子」の数が少ないはずです。

図12　CT検査のがん発症リスク（Lancet 2012;380:499）

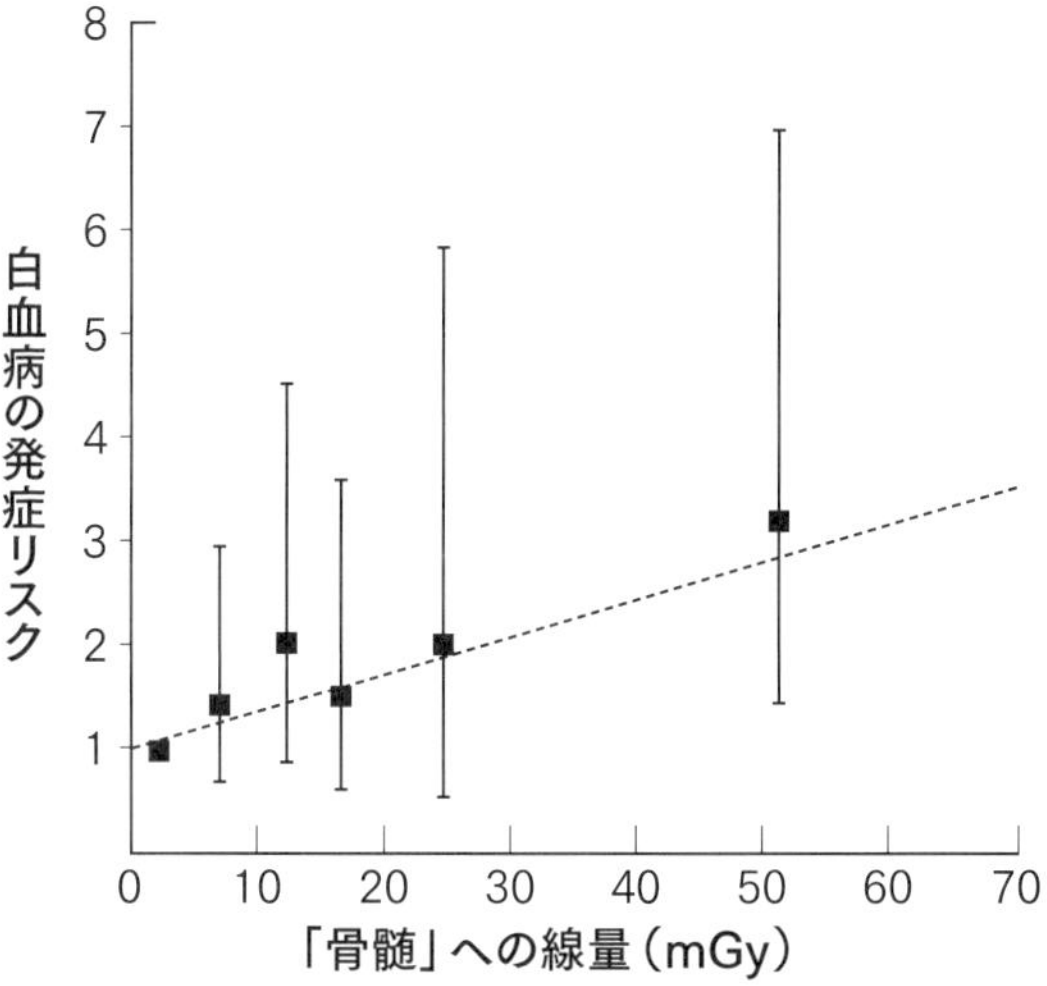

成人は子どもより「発がん」しやすい

これに対して成人は、それまで生きてきた期間に応じ、子どもより多数の変異遺伝子をためこんでいます。そのため正常組織には、放射線の「あと一撃」で発がんする準備ができた細胞が増えているわけです。

したがって同一線量あたりの発がん性が、子どもよりも成人（高齢になるほど）のほうが高い可能性があります。

では成人は、術後のCT検査で、どの程度被ばくしているのか。

首から骨盤までの全身をCTで検査する

と、30ミリシーベルト。造影剤を注射してもう一回CTを撮影すると、その倍の60ミリシーベルトと考えておけばいいでしょう。一度のCT検査で、先の調査での4・5ミリシーベルトという平均線量の13倍を被ばくする可能性があるわけです（発がん率が200％増しになる可能性があるということ。詳しくは『日本は世界一の「医療被曝」大国』集英社新書）。

そしてCT検査も、転移が早めに見つかるため、抗がん剤も早めに始まり、毒性によって死期を早める結果となるでしょう。

ただ、痛みなどの症状がでてきてQOLが悪化した場合、もし転移であれば緩和的な処置が必要です。そのときには、再発の有無や部位が不明だと、どう処置をしたらいいかが（緩和ケア医にも）分からないので、CT検査もやむをえないでしょう。発がんは、CT検査から10年以上たって生じると考えられます。だとすれば、苦痛がはなはだしくて転移があることがほぼ確実な人が（10年以上先のことを心配して）CT検査を回避するのは賢明ではないと思います。

最悪は、（前立腺がんや乳がんなど）健診発見がんで定期的にCT検査をうけるケースです。

もともと「がんもどき」で（治療をうけなくても）死なないのに、術後にＣＴを繰り返していけば、確実に（新たな）発がんを引き起こすはずです。

なお全身骨を検査する「骨シンチ」も、全身のＰＥＴ検査も、放射線を放出する「ラジオアイソトープ」を用いているので、放射線を被ばくし、発がんにつながります。たとえばＰＥＴ検査（ＣＴも併用するのが普通）では、13〜32ミリシーベルトを被ばくする、という研究があります（Radiology 2009;251:166）。

〈結論〉

- がん治療が終わったら、どの検査もうけないほうがいい。
- 診察だけ受けて検査を受けずにすますことは医師が許してくれないため、診察そのものを取りやめるのが正解です。
- 結果、たとえ後日に転移が発見されても、検査を受けていた場合よりも長生きできます。

Profile
近藤 誠（こんどうまこと）

1948年生まれ。1973年、慶應義塾大学医学部卒業後、同医学部放射線科に入局、その後、同医学部講師となる。2014年に定年退職。
2012年、「乳房温存療法のパイオニアとして、抗がん剤の毒性、拡大手術の危険性など、がん治療における先駆的な意見を、一般人にもわかりやすく発表し、啓蒙を続けてきた功績」により、「第60回菊池寛賞」を受賞。2013年、東京・渋谷に「近藤誠がん研究所セカンドオピニオン外来」を開設し、膨大な患者の悩みに寄り添い、また講演、執筆活動に多忙な日々を送る。著書に、ミリオンセラーとなった『医者に殺されない47の心得』（アスコム）、『患者よ、がんと闘うな』（文春文庫）、『医者の大罪』（SB新書）ほか多数。

「延命効果《えんめいこうか》」「生活《せいかつ》の質《しつ》」で選《えら》ぶ。
最新《さいしん》 がん・部位別治療事典《ぶいべつちりょうじてん》

2020年 4 月 7 日　第1刷発行
2023年10月27日　第6刷発行

著　者　近藤《こんどう》 誠《まこと》
発行者　清田則子
発行所　株式会社講談社
〒112-8001　東京都文京区音羽2-12-21
販売　TEL03-5395-3606
業務　TEL03-5395-3615

KODANSHA

編　集　株式会社　講談社エディトリアル
代　表　堺　公江
〒112-0013　東京都文京区音羽1-17-18
護国寺SIAビル6F
編集部　TEL03-5319-2171
印刷所　半七写真印刷工業株式会社
製本所　大口製本印刷株式会社

N.D.C.594 463p 21cm ISBN978-4-06-519181-1